Martin Pinsger, Thomas Hartl

FASTEN

Martin Pinsger
Thomas Hartl

FASTEN

Mein Jungbrunnen

maudrich

Bibliografische Information der Deutschen Nationalbibliothek
Die Deutsche Nationalbibliothek verzeichnet diese Publikation in der Deutschen Nationalbibliografie; detaillierte bibliografische Daten sind im Internet über http://dnb.d-nb.de abrufbar.

Umschlaggestaltung: Facultas Verlags- und Buchhandels AG
Umschlagbild: © trendobjects, Adobe Stock
Lektorat: Mag. Katharina Schindl, Wien
Typographie und Satz: Florian Spielauer, Wien
Druck: Finidr, Tschechien
ISBN 978-3-99002-152-1 (Print)
ISBN 978-3-99111-639-4 (E-Pub)

Vorwort

Das Thema Fasten beschäftigt mich bereits seit meiner Jugend. Schon vor langer Zeit habe ich erkannt, wie gut es tut, ab und zu nichts zu essen. Aber dass ich deswegen gleich ein Buch schreiben werde, habe ich bis vor Kurzem nicht gedacht. Im Gegenteil – nach zwei erfolgreichen Büchern zum Thema Schmerzen habe ich mir versprochen, einmal Pause zu machen. Pause vom Schreiben, um mehr Zeit für mich und meine Familie zu haben, um mich selbst zu finden, mich viel zu bewegen und nicht so viel zu sitzen.

Aber dann kam der 10. Juni 2021. Es war der Tag vor meinem 61. Geburtstag. Und da passierte Folgendes:

Gegen 10 Uhr erscheint meine jüngere Tochter Astrid mit Sekt und Kuchen in der Ordination, unserem Schmerzkompetenzzentrum. „Papa", sagt sie hocherfreut, „ich bin seit heute Doppelfachärztin!" Scheinbar endlose Ausbildungsjahre sind damit vorüber. Endlich geschafft, welche Freude! Eine Zeit unglaublicher Anspannung ist zu Ende, die Zukunft unseres Schmerzkompetenzzentrums in Bad Vöslau ist damit gesichert. Die vielen Patient:innen können somit auch in den nächsten Jahrzehnten mit einer guten Betreuung rechnen. Es ist ein großartiges Gefühl für Astrid und mich. Wir nehmen uns einige Minuten Zeit, nippen Sekt und genießen den großen Augenblick.

Die nächsten Stunden verfliegen mit großer Leichtigkeit und einer inneren Glückseligkeit, die man schwer ausdrücken kann. Es wird 18 Uhr, der so besondere Arbeitstag neigt sich dem Ende zu. Da klingelt mein Handy ein zweites Mal – es ist der Klingelton meiner älteren Tochter Annegrit. Sie meldet sich, etwas schwach, aber überglücklich, mit den Worten: „Papa, dein siebtes Enkelkind Johannes ist soeben zur Welt gekommen!" Wir können unser Glück kaum fassen. Dieser 10. Juni wird künftig ein neuer Familienfeiertag. Mit mittlerweile fünf

Kindern ist Annegrit trotz ihrer Tätigkeit als Allgemeinmedizinerin eine tolle Mutter und bringt enorme Vitalität in unsere Familie.

Am nächsten Tag werde ich 61 Jahre alt. Wer braucht in so einer Situation noch weitere Geschenke? Die Tatsache, dass die Ordination noch viele Jahrzehnte weiter bestehen wird, und das Glück der Familie ist eine Wiedergutmachung für Leid und Konflikte, die ein Medizinerleben mit sich bringt. Es lohnt sich eben, sich anzustrengen, wenn man damit so schöne Ergebnisse hervorbringen kann.

Die nächsten Wochen sind von viel Dankbarkeit durchdrungen. Es ist schön, auf so viel Geglücktes zurückschauen zu dürfen und den Erfolg all der Arbeits- und Familienjahre vor Augen zu haben. Es sind verschiedene Dimensionen des Erfolgs und der Zufriedenheit, die ich jetzt durchlebe. Die Freude über die Kinder und die Enkelschar. Die Freude über eine medizinische Karriere, die durch meine Tochter

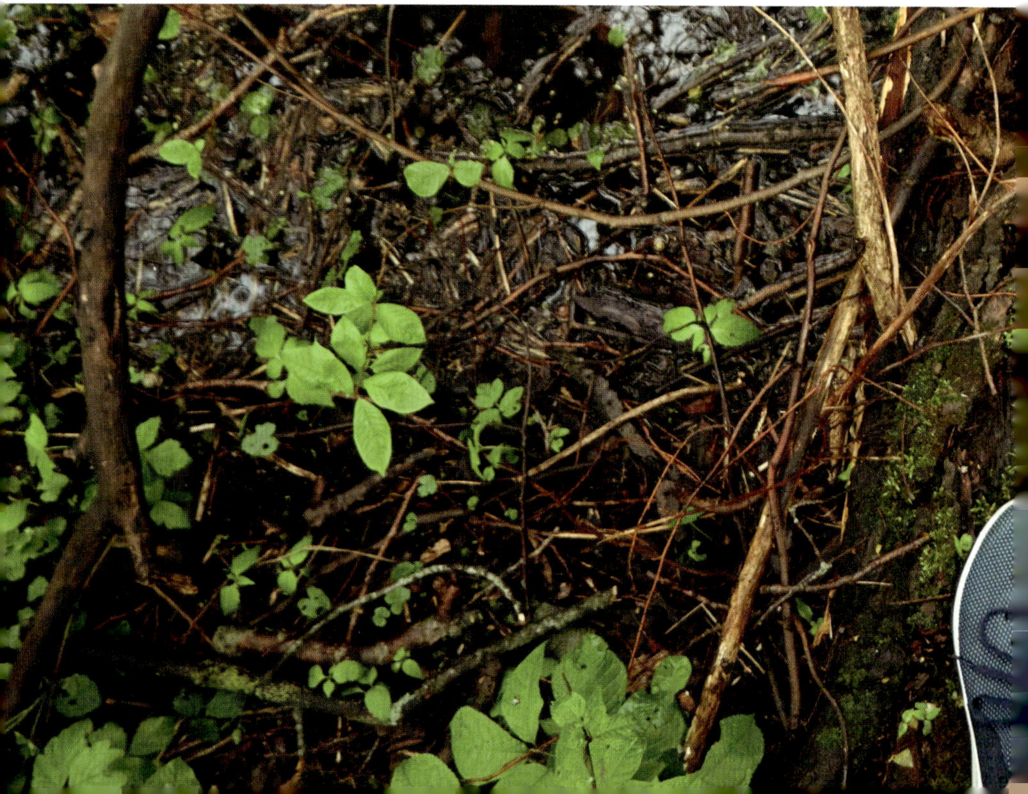

noch lange weiterwirken und mich überleben wird. Und da ist auch eine tiefe Dankbarkeit meiner Frau gegenüber, die auch in schlechten Zeiten an meiner Seite war und ohne die die gesamte familiäre Entwicklung unmöglich gewesen wäre.

Und plötzlich fühle ich, dass jetzt der richtige Zeitpunkt gekommen ist, um etwas weiterzugeben, das anderen Freude machen könnte – wie ein neues Buch. Ein Buch, das helfen soll, in die Tiefen unseres Seins einzudringen und sich selbst zu finden in Freude, Frieden und Dankbarkeit. In diesen Überlegungen und Emotionen greife ich zum Telefon und rufe Dr. Thomas Hartl an, den kongenialen Coautor aller meiner Bücher. „Du, Thomas, hast du Zeit und Lust für ein gemeinsames Fastenbuch?" Thomas hatte Lust und nahm sich die Zeit. Und so konnte die Arbeit, die eigentlich keine war, beginnen.

Ihr
Martin Pinsger

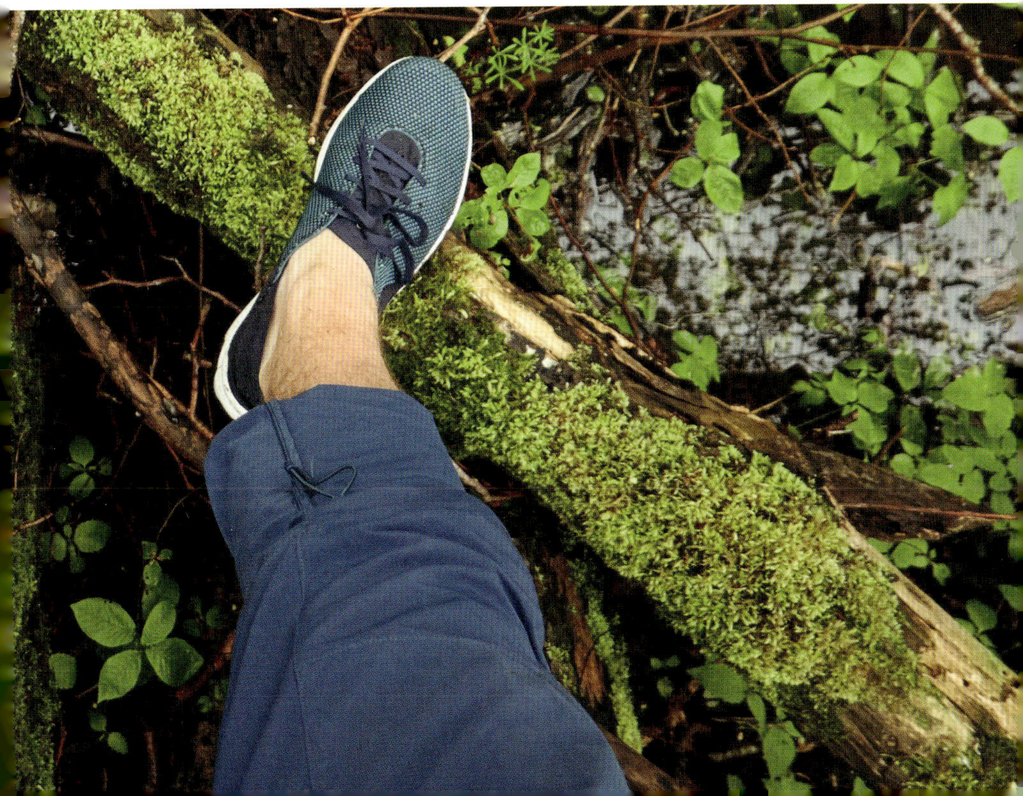

Inhalt

Einleitung

Fasten entlastet in vielerlei Hinsicht – körperlich, psychisch und auch sozial. Es ist eine Zeit der Reduktion.

Das *Nicht-Essen* bringt ungeahnte Chancen von Reparatur und Wohlbefinden. Es bringt eine Vielzahl von Vereinfachungen im Leben, es entlastet und erspart eine Menge Zeit. Kein anstrengender Einkauf und Heimtransport mit Lagerung und Sortierung. Kein aufwendiges Kochen, kein langwieriges Essen, kein großer Abwasch und kein anstrengendes Verdauen. Keine Gedanken über Menüs oder Planungen für Restaurantbesuche.

Das Thema Essen spielt oft sogar bei Beziehungsstress eine Rolle. So wird in manchen Familien um die Gunst der Mitglieder geradezu „wettgekocht", nach dem Motto „Liebe geht durch den Magen". Und das darf uns nicht wundern – denn von allen hochkomplexen eiweißgekoppelten Rezeptoren des menschlichen Nervensystems sind rund 50 Prozent für das Riechen und Schmecken zuständig. Nahrung und Nahrungssuche waren zu allen Zeiten wichtig und oft auch eine Überlebensfrage.

Vieles Weitere fällt beim Fasten weg. So bekommen beispielsweise Zähne und Kiefer eine Pause. Bald erspart man sich sogar den Gang auf die Toilette (außer zum Harnlassen).

Und auch die Gefühlswelt profitiert: Oft kommt ein ungeahntes Gefühl der Reinheit, Leichtigkeit und Freiheit auf.

Wir möchten die Leser:innen dazu animieren, sich spätestens ab dem 40. Lebensjahr mit den wunderbaren Wirkungen des Fastens vertraut zu machen. Wer das Buch bis zum Schluss liest, wird hoffentlich verstehen, dass Fasten eine absolute Wohltat für Körper, Geist und Seele ist. Es ist eine wunderbare Medizin auf vielen Ebenen. Wer sich in einer gesundheitlichen Krise befindet, wird (hoffentlich) erkennen, dass die nun folgenden Texte äußerst hilfreich für ihn sein können. Denn es ist eine sehr wirksame Methode, seinen „inneren Arzt" bzw. seine „innere Ärztin" zu wecken – unser ureigenstes inneres Notprogramm, welches beim Fasten aktiviert und hochgefahren wird.

Eigentlich scheint Fasten eine unlogische Angelegenheit zu sein. Warum sollte Kalorienreduktion eine gute Sache sein? Je mehr Kalorien zugeführt werden, desto mehr Energie wird zugeführt – das ermöglicht Wachstum, Kraft und Ausdauer. Wie kann es also sein, dass viel zu essen ungesund ist?

Dieses Denken stammt noch aus nicht lang zurückliegenden Zeiten, als man nach dem Zweiten Weltkrieg stolz war, wenn man einen dicken Bauch vor sich hertrug und dicke Kinder hatte. Ein mächtiger Bauch bedeutete Wohlstand und nie wieder Hunger – das war die Devise der Nachkriegsgenerationen. Cholesterin[1], Blutfette, Zuckerkrankheit – all das war kein Thema, niemand interessierte sich für die möglichen Folgen. Dick und stark stand für Erfolg. Und Erfolg wurde durch Wachstum und Beschleunigung definiert. Diese Lebenseinstellung war für viele ein unwiderstehlicher Sog. Wie von einem Tornado wurden die Menschen mitgerissen in diese Zeit des Konsums ohne Ende.

Nur langsam zeigten sich die Folgen. Jahr um Jahr verging und die Zusammenhänge zwischen Überernährung und verschiedensten Erkrankungen wurden immer klarer. Heute kennt diese Zusammenhänge im Grunde jede:r! Wir alle wissen um die möglichen Folgen eines

---

1 Sie können sämtliche Quellen über folgenden Link abrufen: www.facultas.at/fasten_quellenverweise

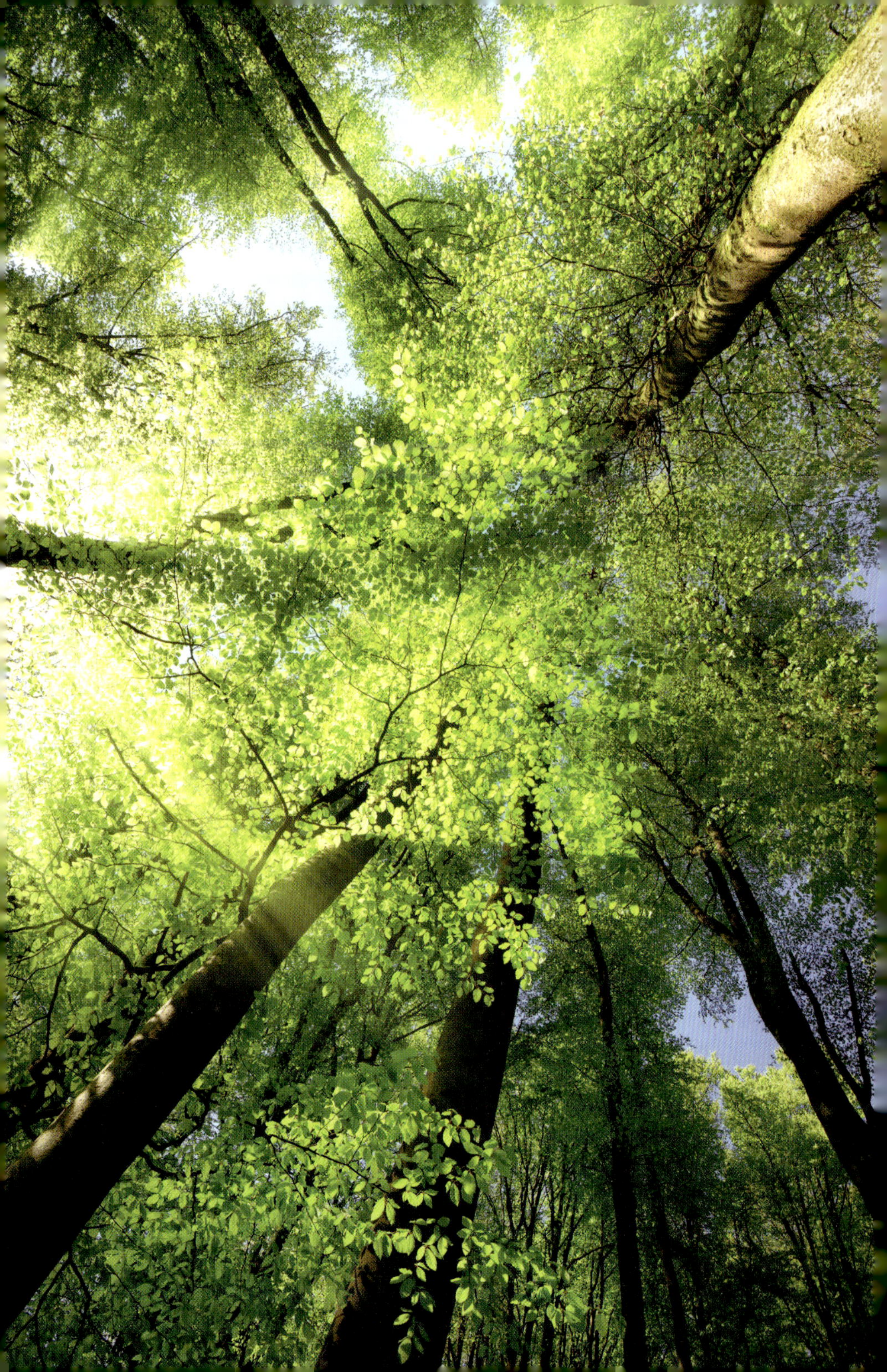

ständigen Zuviels. Von Diabetes bis zum Herzinfarkt ist alles dabei. Und wie reagieren wir Menschen des westlichen Überflusses darauf? Wenig bis gar nicht. Auch wir Autoren sind keinesfalls perfekt. Manche Menschen reduzieren ihre Nahrungsaufnahme zwar bisweilen und essen selektiv, aber wirklich dauerhaft bewusst gesund zu essen halten die wenigsten von uns durch.

Doch: Eine Kehrtwende ist jederzeit möglich. Fasten[2] hilft dabei, auch langfristig auf eine bewusste Ernährung umzusteigen. Nach dem Studium der vor Ihnen liegenden Seiten sollte Fasten kein „Buch mit sieben Siegeln" mehr sein. Fasten ist für die meisten von uns durchaus machbar.

Fasten kann viele verschiedene Wirkungen auslösen, körperlich und mental – wir werden sie in diesem Buch beschreiben. Alle Wirkungen wird man freilich nicht beim einmaligen Fasten erleben. Daher ist es sinnvoll, von Zeit zu Zeit immer wieder einmal zu fasten, um in diesem so reichhaltigen Ritual[3] Sinn und Orientierung zu finden.

Dieses Buch möchte den „Suchtcharakter" des Fastens im positiven Sinne beschreiben und Lust darauf machen. Nach dem Entfall vieler Fastenkurse in der Zeit der Corona-Pandemie haben sich bei vielen Menschen überflüssige Kilos angesammelt. Jetzt aber kann man sich wieder einer Fastengruppe anschließen und sich und andere ermutigen, weiterzumachen oder neu durchzustarten. Beim Fasten geht es jedoch nur am Rande um Gewichtsreduktion. Der Erfolg auf der Waage ist nur ein kleiner, wenngleich positiver Nebeneffekt. Fasten ist eines der reichhaltigsten und wichtigsten Rituale im menschlichen Leben. Sie, werte Leserin, werter Leser, laden wir ein, diese Chance nicht ungenützt vorüberziehen zu lassen.

Teil 1

Fasten als Teil der Evolution

Fastenrituale sind so alt wie die Menschheit. Alle großen Religionen und Zivilisationen pflegten Fasttage und Fastenzeiten. Offensichtlich war den Menschen von Anfang an klar, dass diese Perioden des freiwillig gewählten Hungerns ganz besondere Zeiten sind.

Beim Fasten stellen sich Wirkungen ein, die sonst nur unter dem Einfluss von Medikamenten zu erwarten wären: innere Ruhe und Ausgeglichenheit, bessere Stimmung, besserer Schlaf. Es fehlt dem Gehirn der Fastenden plötzlich an Zucker, es fehlt an Suchtmitteln wie Kaffee, Tee, Nikotin und Alkohol. Auch Gewürze wie Chili, Pfeffer und Glutamat werden ausgespart. Alles, was putscht und aufregt, ist plötzlich weg.

Dieser Wegfall verändert die Psyche und das Denken. Es verwundert wenig, dass sich beim Fasten der Blick auf sich selbst ändert. Wir wissen: Schönheit liegt im Auge des:der Betrachtenden. Das Fasten verändert diese Ansicht. Plötzlich sehen wir hinter die Spiegel unseres Lebens; wir erkennen, was ohne Fasten bisher unerkannt blieb. Der Blick weitet sich. Das Verständnis für verschiedenste Phänomene des Lebens wie Leistung, Erfolg, Resilienz, Krankheit, Gesundheit und all die anderen wichtigen Themen nimmt zu. Vieles tut sich auf und die Widersprüchlichkeit zu unserem wirklichen Leben wird fühlbar. Im Idealfall spürt man eine tiefe Toleranz und vielleicht sogar Liebe sich selbst und allem Menschlichen gegenüber. Die Achtung vor dem über Jahrmillionen entstandenen Leben auf dieser Erde und seinen Geheimnissen wächst und nährt die Fürsorge – auch unserem so treu und unermüdlich arbeitenden Körper gegenüber.

Fasten ändert den Menschen und seine Sicht der Dinge.

Evidenzbasierte und menschenbasierte Medizin

Bis vor wenigen Jahren wurde Fasten von vielen streng wissenschaftlich ausgerichteten Mediziner:innen, die der Evidenzbasierten Medizin (EBM[4]; das ist eine auf empirische Belege gestützte Heilkunde) anhängen, als „Humbug" oder zumindest als nicht ausreichend wissenschaftlich fundiert angesehen. Doch dann kam das Jahr 2016 und mit ihm der Medizinnobelpreis für Yoshinori Ohsumi[5] für die Entdeckung der Mechanismen der Autophagie[6], also das durch Fasten induzierte Verbrennen von Zellmüll. Mit einem Mal war das Fasten aus der wissenschaftlichen „Schmuddelecke" befreit und rehabilitiert. Jetzt auf einmal war alles ganz anders. Fasten war plötzlich *hip* und in der Mitte der Gesellschaft angekommen.

Für mich war dieser Wandel ein Beweis dafür, dass alte und bewährte Rituale meist einen tieferen Sinn haben, der schlussendlich auch eine wissenschaftliche Bestätigung finden muss. Mein Interesse gilt seit Langem der Verbindung von historisch Gewachsenem mit der Wissenschaft und den Zugängen zu den sehr individuell geprägten Heilungsprozessen.

Wissenschaftliche Zugänge sollten niemals separat betrachtet werden, das lässt sich am Thema Fasten deutlich aufzeigen. Fasten ist ein komplexes Ritual, bei dem sich die Fastenden oft stark verändern. Häufig erkennen sie, dass Fasten anders abläuft und wirkt, als sie zuvor gedacht haben. Sie erkennen, dass es durch das Fasten zu Veränderungen auf vielen Ebenen kommt. Solche Veränderungen sind Tatsachen. Doch wie soll man sie medizinisch einordnen? Wie könnte man sie dokumentieren? Hier stößt man, rein wissenschaftlich gesehen, an seine Grenzen.

Ich denke, es ist vor allem die Aufmerksamkeitslenkung, die in einer Fastengruppe über mehrere Tage so wirksam ist und alte Muster erschüttert. Beim Fasten richtet sich der Fokus der Teilnehmenden stark auf das Thema Achtsamkeit[7] und Selbstfürsorge. Diese Selbstfürsorge, also die Beschäftigung mit sich und seinem Wohlergehen, wird von den meisten Menschen im Alltag sehr klein gehalten oder gänzlich ignoriert. Doch in den Tagen des Fastens, die eine Auszeit vom täglichen Tun und Schaffen darstellen, tritt eine Änderung ein. Die Fastenden beginnen sich selbst zu reflektieren, denken über ihr Leben und ihre Ziele nach und kommen nach und nach bei sich selbst an. Man könnte dies als Achtsamkeit für sich selbst bezeichnen.

Gibt man in PubMed (das ist die größte Medizindatenbank der Welt) das Wort *Fasten* ein, so findet man über 140.000 Studien dazu – das ist wirklich eine ganze Menge. Gibt man das Wort *Achtsamkeit* (Mindfulness[8, 9]) ein, so erhält man lediglich rund 20.000 Resultate.

Beim Thema Fasten verbinden sich EBM und HBM[10] (= Human-based Medicine; jeder Mensch wird individuell gesehen – mit seiner Geschichte, seinen Ressourcen und seinen spezifischen genetischen Merkmalen). 140.000 wissenschaftliche Arbeiten zum Thema Fasten treffen auf eine jahrtausendealte menschliche Tradition. Diese Fusion[11] zweier Welten prägt mein medizinisches Denken zutiefst. Bei meinen medizinischen Vorstößen nehme ich gerne Kritik in Kauf, denn aus Kritik kann man lernen. Es sind jedoch die begeisterten Teilnehmer:innen an Fastengruppen, die dieses Unternehmen (das Fasten) so positiv und erfolgreich machen, es ist die Gruppendynamik, die so inspirierend wirkt. Schlussendlich hat Heilfasten auch einen deutlichen Suchtfaktor im positiven Sinn. Viele Fastende wiederholen ihre Fastenwoche – wieder und wieder.

Wissenschaft trifft Praxis – die Wirkungen alter Fastentraditionen sind wissenschaftlich gut untersucht.

Fasten liegt in den Genen

Wir Menschen brauchen das Fasten. Es ist Teil der Evolution[12], die Fähigkeit dazu liegt in unseren Genen. Jedes Tier in der freien Wildbahn ist mehrmals im Jahr dazu gezwungen, Phasen mit geringem Nahrungsangebot zu erdulden. Und wir Menschen? Über die Jahrtausende haben sich in den menschlichen Zellen Informationsmaterialreserven gebildet, die nur bei Bedarf aktiviert werden. In den Fastenphasen werden diese Notprogramme gestartet und sie machen uns robust, widerstandsfähig und ausdauernd. Die Sinne für das pure Überleben werden geschärft und der Körper wird für Krisen vorbereitet. Fasten führt, ohne dass wir es verhindern können, in diese Notprogramme hinein – Programme, die Menschen ohne Fastenerfahrung verschlossen bleiben. So ist es manchmal auch schwierig, über das Fasten zu sprechen und zu schreiben, da die dabei erlebten Phänomene nur jene wirklich verstehen werden, die sich auch tatsächlich in diese Situation (Nahrungsaufnahme unter 25 Prozent des Tagesverbrauchs) bringen. „No risk, no fun!", könnte man sagen. Wer Fasten nicht ausprobiert, wird es auch nicht wirklich verstehen.

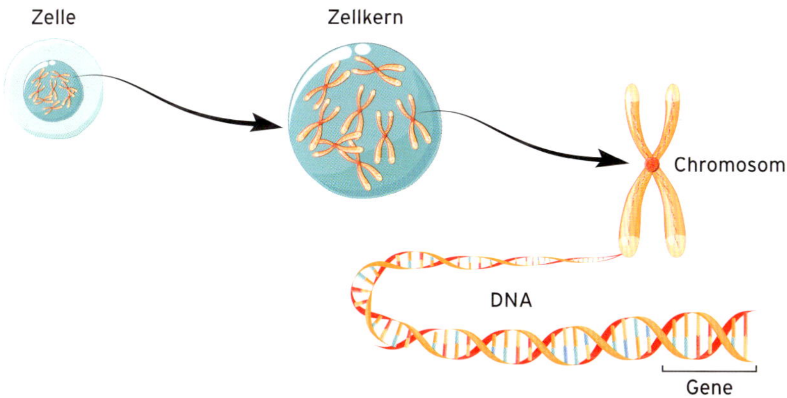

Schematische Darstellung der im Zellkern enthaltenen DNA-Stränge

Zurück zu unseren Genen. Zusätzlich zu unseren 46 Chromosomen, die alle aus DNA-Strängen bestehen, mit ihren Genen gibt es in jeder Zelle unzählige nicht codierende DNA-Elemente. Man wusste früher nicht, wozu diese nicht codierende DNA gut sein soll und ob sie überhaupt für irgendetwas gut ist. Manche glaubten, dass es sich bloß um Müll handelt, der keinerlei Funktion hat. Doch mittlerweile weiß man: Unsere Zellen machen nichts ohne Grund. Mit dem Fortschreiten der Genanalysen und der Gensequenzierung erkannte die Wissenschaft, wofür all das scheinbar überflüssige Genmaterial zuständig zu sein scheint. Man geht nun davon aus, dass diese Informationsreserven wie eine Art Bibliothek fungieren, die im Notfall die geforderten Informationen bereitstellt. Manche Abschnitte der Bibliothek werden in unserem Alltag oft gebraucht, andere dagegen selten oder gar nicht. Die Informationen über das Fasten gehören in letztere Kategorie.

Fasteneinsteiger:innen tun sich mit dem Fasten leichter, wenn sie eine Begleitung durch Fastenerfahrene haben. Ideal wäre eine geführte Kleingruppe. Denn für Einsteiger:innen ist es anfangs oft schwierig, die Signale des Körpers zu deuten. Es dauert eine gewisse Zeit – für Neulinge länger als für Fastengeübte –, das richtige „Regal" in der „Bibliothek" des Körpers mit der passenden DNA-Information zu finden. In dieser Zeit muss anhand der vorhandenen genetischen Informationen Boten- oder Messenger-RNA[13] (diese überträgt genetische Information für den Aufbau eines bestimmten Proteins in einer Zelle) gebildet werden, die die nun notwendigen Stoffwechselschritte ermöglicht. So wird beim Fasten beispielsweise Zucker nur in kleinsten Mengen zugeführt, sodass der Großteil der Energieerzeugung durch Abbau von Fett erfolgen muss.

Die Fähigkeit zu fasten liegt in den Genen, sie ist Teil der Evolution.

Fasten und Koevolution

Bis vor wenigen Hundert Jahren waren Mensch und Umwelt koevolutionär geprägt. Das bedeutet, der Mensch entwickelte sich mit der Evolution und unterlag ihren Gesetzen. Er konnte den Planeten nicht gefährden. Er war nicht in der Lage, das Kommando über die Erde zu übernehmen und die Umwelt zu zerstören. Heute dagegen sind wir auf dem Weg, diesen Planeten zu ruinieren, das steht außer Zweifel. Obwohl wir wissen, dass unser Verhalten falsch ist, gibt es kaum Kontrolle, wenig Korrektur und schon gar keine Wiedergutmachung der offen ersichtlichen Sünden an Menschen, Tieren und Umwelt. Eine große Aufgabe unserer Zeit ist es, hier und heute die Probleme der fehlenden Koevolution[14] zu erkennen und gezielt gegenzulenken.

Unser persönliches Gleichgewicht ist genauso wichtig wie das unserer Mit- oder Umwelt. Diesen Satz beginnen manche beim Fasten zu verstehen. Wir können dem Drang, ständig zu essen, widerstehen. Wir sollten das auch tun, weil wir wissen, dass es sinnvoll ist. Wir werden dadurch gesünder und leistungsfähiger und verbessern zusätzlich unsere Gesundheit. Wer wünscht sich das nicht?

Die Evolution war darauf ausgelegt, Nahrung so gut wie möglich in den Körper einzubauen, damit in Zeiten der Not (die immer wieder kamen) ausreichend Reserven vorhanden waren. Auch unsere Sinne sind Teil der evolutionären Entwicklung, wie sich an der Unmenge von körperlichen Rezeptoren zeigt. Daher sind Essen, Schmecken und Riechen etwas Grundlegendes, das aus unserem Leben nicht wegzudenken ist.

Der Mensch ist seit Jahren dabei, den Geschmackssinn zu manipulieren, und schafft damit gesundheitliche Probleme. Süßes, Fett und Glutamat sind zu Spitzenreitern in unserer Geschmackswahrnehmung geworden. Viele von uns sind bereits süchtig danach und befeuern damit rund um die Uhr ihr neuronales Belohnungssystem im Gehirn. Die

Nahrungsmittelindustrie[15] lenkt diesen Prozess und profitiert davon. Es verwundert nicht, dass die ersten Reihen in den Regalen der Supermärkte meist mit Produkten mit oben genannten Geschmacksqualitäten gefüllt sind. Naturnahe und wenig verarbeitete Lebensmittel mit Bitterstoffen[16] oder Ballaststoffen, die keinen Zucker beinhalten, verkaufen sich weniger gut. Unser Geschmacksinn passt sich dem Angebot an. Darauf zu warten, dass die Wirtschaft gesündere Lebensmittel in die Regale bringt, ist naiv. Gewinnoptimierung ist das Diktat unserer Zeit und nicht die Gesundheit von Mensch und Umwelt. Einzig und allein das Kaufverhalten der Konsument:innen könnte einen Umschwung bringen. Doch wenn man jahrelang an Zucker und Fett gewöhnt wurde, ist eine Abkehr davon sehr schwierig. Aber: Man muss ja nicht gleich eine 180-Grad-Kehrtwende vollziehen. Da und dort Zucker einzusparen, weniger Fett, mehr Gemüse, keine Geschmacksverstärker und vermehrt Bitterstoffe[17] zu essen ist uns allen möglich.

Fasten lässt uns Koevolution verstehen. Wir spüren tief hinein in unsere Neurobiologie (diese beschäftigt sich mit Aufbau und Funktionsweise des Nervensystems)[18] und Epigenetik[19] und erkennen plötzlich, wo unsere wahren Bedürfnisse liegen. Wir spüren eine Motivation zur Veränderung hin zum Positiven – zu einer besseren Ernährung, zu einem humaneren Leben in Familie und Arbeit. Es geht um Balance und Gleichgewicht, die nicht mit Intelligenz oder Digitalisierung erreicht werden können. Wir sollten lernen, unsere Bedürfnisse zu verstehen, und die Notwendigkeiten eines regenerativen Lebens achten. Es geht um den Menschen, es geht um die Welt um uns herum.

Fasten zeigt sehr gut auf, dass weniger oft mehr sein kann. Dieser Gedanke ließe sich zum Wohl von Mensch und Umwelt auf viele Bereiche umlegen. Weniger CO_2-Ausstoß, weniger Plastikflut, weniger stressbedingte Krankheitsfälle, weniger von allem, was uns und die Umwelt ruiniert und nicht länger zu rechtfertigen ist.

Koevolution ist wahrlich ein spannendes Thema und ihre große Bedeutung sollte mehr Beachtung erhalten. Dieser Text möchte einen notwendigen fürsorglichen Weg anregen – nicht, weil Kritik notwendig ist, sondern weil uns möglicherweise die Zeit davonläuft. Tut man nichts, wird man eines Tages nur mehr dem abfahrenden Zug nachsehen und das Blatt für den Menschen und die Umwelt, die er ja so dringlich braucht, nicht mehr wenden können.

Manche meinen, man sollte doch einfach zum Mars fliegen und dort sein Glück versuchen. Denen sei gesagt: Unser Leben findet ausschließlich *hier* und *jetzt* statt!

Weniger ist manchmal mehr. Fasten schafft Balance und Gleichgewicht.

Die Wissenschaft schreitet voran

Fasten und Gesundheit gehören untrennbar zusammen. Die wissenschaftliche Entwicklung der letzten zehn Jahre belegt mannigfaltige Zusammenhänge.

Zu Beginn meines Medizinstudiums im Jahr 1978 schien die medizinische Welt noch in Ordnung. Man meinte, Lebensstil-Erkrankungen wie Diabetes Typ 2 (auch Zuckerkrankheit genannt)[20] mit einfachen Worten erklären und mit Medikamenten therapieren zu können. Gegen Entzündungen wurden Antibiotika eingesetzt und das sollte ausreichen. Die medizinischen Erklärungen waren simpel: eine Diagnose, eine Therapie. Einer medizinischen Aktion folgt eine Reaktion im Körper. Und aus.

Mit zunehmender Entwicklung der Medizin erkannte man die vielen verborgenen komplexen Zusammenhänge und sah bald, vor allem in der Schmerztherapie, dass die Sache ohne Zutun der Patient:innen nicht zu gewinnen war. Ohne ihre aktive Mitwirkung müssen in vielen Fällen Ärzt:innen und auch Medikamente scheitern.

In den 80er-Jahren öffnete sich die Medizin Behandlungsformen wie Akupunktur oder Manueller Medizin. Diese Therapieformen benötigen einen ganzheitlichen Zugang und sind somit wissenschaftlich nicht so einfach zu erforschen. Dennoch gab es kein Zurück zu vereinfachenden Erklärungen. Auch den besten Grundlagenforscher:innen gelang es nicht mehr, die *eine* Ursache oder die *eine* Substanz für eine Erkrankung zu finden. Die Grundlagenforschung hat so viele Details an die Oberfläche gespült, dass selbst die engagiertesten Wissenschaftler:innen keine einfachen Lösungen mehr präsentieren können – denn diese existieren einfach nicht.

Auch das Fasten bietet keine einfachen Erklärungen. Es greift in viele verschiedene Vorgänge im Körper ein, die sich gegenseitig beeinflussen. Nach und nach erkennt man die enorme Komplexität der wissenschaftlichen Grundlagen des Fastens. Und man erkennt, dass die Fastenden mit diesem Werkzeug ein enormes Potenzial zur Selbstwirksamkeit und zur dauerhaften Verbesserung der eigenen Gesundheit in Händen halten.

So manches hier im Buch wird die volle Aufmerksamkeit der Leser:innen benötigen, da es einige neue Informationen zu berichten gibt. Das kann anstrengend zu lesen oder schwierig zu verstehen sein, aber es lohnt sich.

So führt uns die Reise von der klassischen Stressachse (Gehirn, Hirnanhangdrüse, Nebennieren)[21] zu den typischen Wirkungen von Cortisol (unser wichtigstes Stresshormon), zu Vagus[22] und Sympathikus[23]

(Nervensystem für Anspannung und Entspannung). Dabei wird bald klar werden, dass viel Stress auch einen hohen Cortisolspiegel[24] verursacht und damit Fettleibigkeit unterstützt. Unser Verständnis von Fasten und Ernährung führt über epigenetische Veränderungen hin zu den Adipokinen (Fettgewebshormone)[25] und Myokinen (Botenstoffe, die hauptsächlich von der bewegten Muskulatur ausgeschüttet werden), den Zusammenhängen zwischen Energiestoffwechsel und Bewegung sowie zum Immunsystem. Auch der Zusammenhang zwischen Überernährung (fehlendes Fasten) und Immunsystem spielt eine große Rolle.[26] Gerade in Zeiten von vermehrten Virusinfektionen mit Millionen von Toten weltweit ist ein starkes Immunsystem gefragt.

Außerdem werden die sogenannte Silent Inflammation (stille Entzündung) und ihre Auswirkung auf das Nervensystem[27] zur Sprache kommen. Auch gefürchtete und extrem kostspielige Erkrankungen wie Demenz, Alzheimer[28, 29] und Parkinson[30] bis hin zu Depression und Angststörung und natürlich zur Arteriosklerose (Gefäßerkrankung, bei der sich die Blutgefäße durch krankhafte Ablagerungen verengen und verhärten)[31], mit ihren Auswirkungen auf Herz und Gehirn werden nicht ausgespart.

Thema wird auch sein, wie es uns gelingen kann, Fett aus der Leber und aus anderen Organen wieder loszuwerden oder weißes Fett (WAT = White Adipose Tissue)[32, 33] in braunes Fett (BAT = Brown and Beige Adipose Tissue)[34] zu verwandeln, um es dann zügig zu mobilisieren und abzubauen.

Auch werden wir das Mikrobiom[35] beleuchten, also die Bevölkerung unseres Darmes, Mundes, Rachenraumes und unserer Haut mit 100 Milliarden Bakterien, Pilzen und Viren. Auch in Sachen gesundes Mikrobiom[36] wirkt Fasten äußerst positiv.[37] Es ist faszinierend, dass dieses Milliardenvolk mit uns in Kontakt steht und uns beeinflusst, ohne dass wir es bemerken und verstehen.[38]

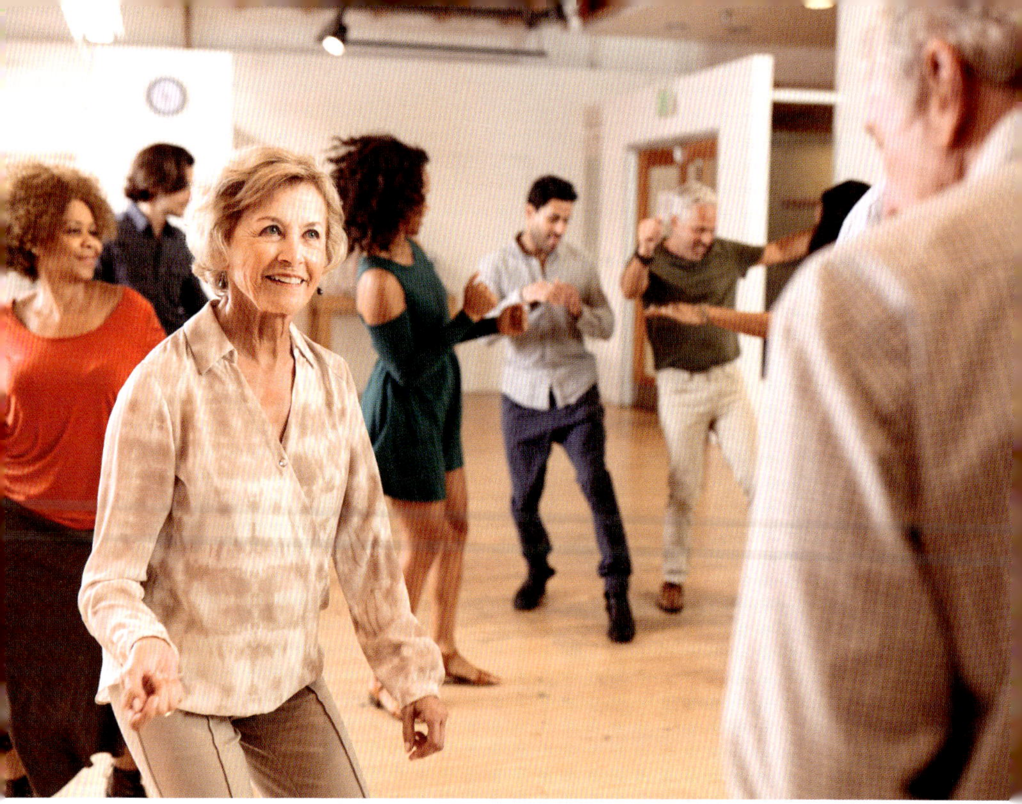

Zum Fasten gehört nicht nur das Weglassen von Essen, sondern auch Bewegung, Tanz, Musik, Gespräch, Kommunikation, Regeneration, Meditation und bei religiösen Menschen das Gebet. Das Immer-wieder-bei-sich-selbst-Ankommen, das Sich-Spüren und -Hinterfragen ist ein wichtiger Punkt unserer Selbstfürsorge. All das lässt sich zum Wohle der Gesundheit mit dem Fasten kombinieren. Denn die Gesundheit unterliegt höchst komplexen und faszinierenden genetischen, epigenetischen, biologischen und neurobiologischen Mechanismen, die es zu entschlüsseln gilt.

Fasten ist ein Werkzeug mit enormem Potenzial für die Gesundheit.

Fasten ist für die meisten Menschen unbedenklich

Gezieltes Fasten ist der Gesundheit förderlich. Insgesamt essen Fastende über ihr Leben verteilt genauso viel wie Nichtfastende, der Unterschied liegt in den Nahrungspausen, die Fastende immer wieder einlegen. Diese Pausen unterstützen unsere Gesundheit und Leistungsfähigkeit in ungeahntem Ausmaß. Evolutionär gesehen ist der Mensch ein Jäger und Sammler. Er musste immer wieder mit Fastenphasen zurechtkommen, etwa bei ausgebliebenem Jagderfolg. Unser Organismus steckt diese Phasen nicht nur bravourös weg, er wird dadurch sogar zäher, stärker, leistungsfähiger und gesünder.

Fasten ist für die meisten Menschen unbedenklich. Es kommt nicht zu einem Mangel an Vitaminen, Spurenelementen oder essenziellen Fettsäuren. Beim gezielten Heilfasten werden auch keine Eiweißkörper abgebaut, d. h., man verliert keine Muskeln. Die Fastenden verlieren ihre Zuckerreserve und nach wenigen Tagen setzen Autophagie und Fettverbrennung ein.

Freilich gibt es auch Menschen, die nicht fasten sollten: Patient:innen mit gewissen Stoffwechselerkrankungen wie beispielsweise Diabetes[39] oder Personen mit Krebs mit Metastasen oder bestimmten Gendefekten. Auch Kinder, Jugendliche und Hochbetagte sollten nicht fasten.[40]

Alle anderen dürfen, ja, sollen fasten. Bevor Sie jedoch tatsächlich mit dem Fasten beginnen, sollten Sie eine Ärztin/einen Arzt oder einen Diätassistenten aufsuchen.

Vom Fasten streng zu unterscheiden ist die Anorexie (Magersucht). Der freiwillige Verzicht auf Nahrungsaufnahme über genau definierte Zeiträume hat absolut nichts mit Magersucht zu tun. Diese ist gesundheitsschädlich und gefährlich, sie kann sogar tödlich enden. In schweren Fällen werden nach Aufbrauchen der Fettreserven die Proteine (Eiweiße) und damit die Muskulatur und zuletzt innere Organe angegriffen – das ist lebensbedrohlich.

Fasten ist für die meisten Menschen unbedenklich. Sprechen Sie vorab mit einer Ärztin/einem Arzt, oder einem Diätassistenten.

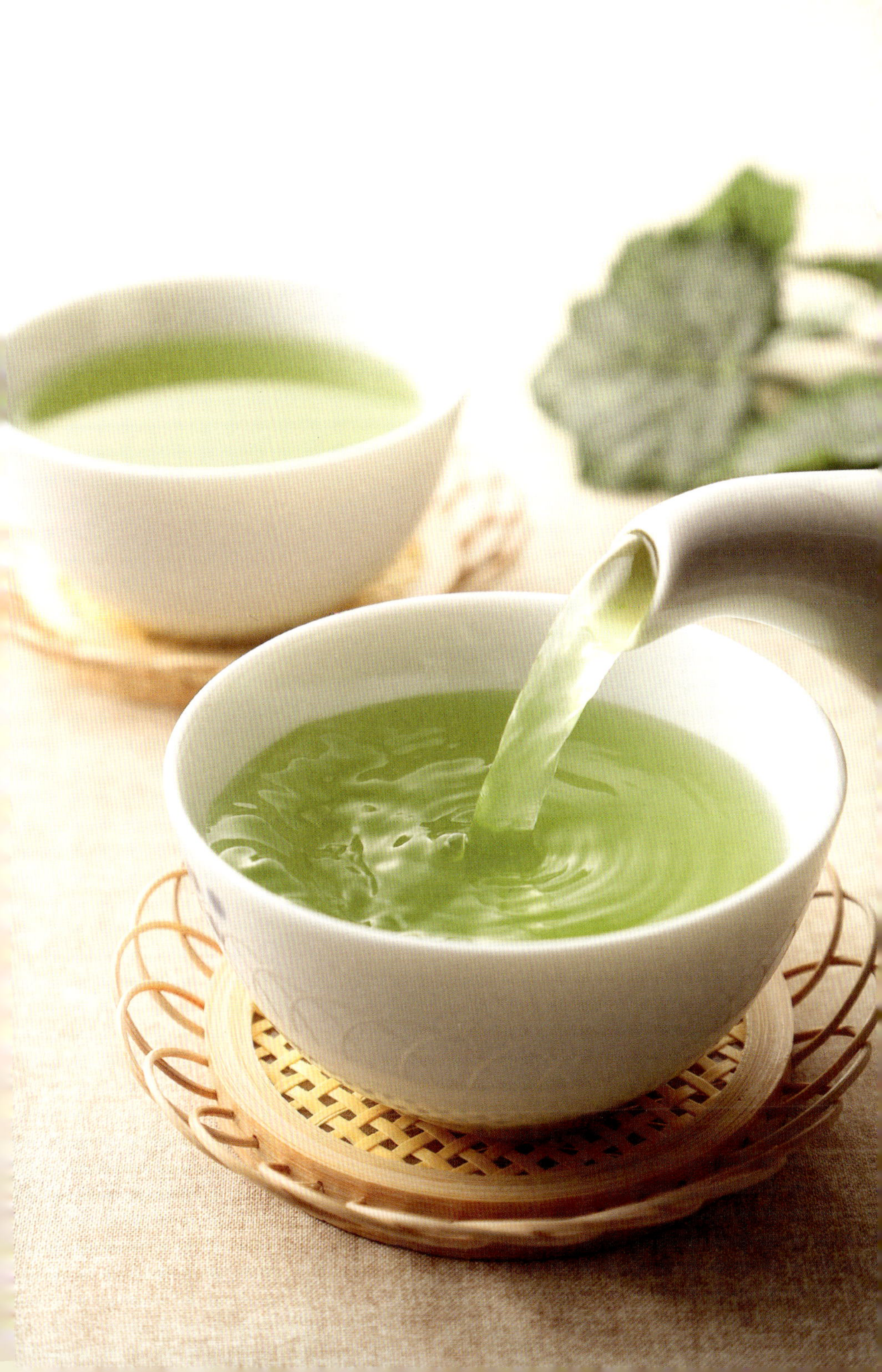

Teil 2

Die Epidemie des 21. Jahrhunderts

59 Prozent der erwachsenen Europäer:innen sind laut Weltgesundheitsorganisation zu dick. Mehr als die Hälfte haben also mit Übergewicht oder Fettleibigkeit[41] zu kämpfen. Der Anteil bei Männern ist deutlich höher als bei Frauen. Besonders alarmierend: Fast jedes dritte Kind ist bereits zu dick.[42] Übergewicht und Fettleibigkeit haben demnach epidemische Ausmaße erreicht. 13 Prozent aller Todesfälle werden darauf zurückgeführt.

Viele von uns essen ständig zu viel und auch das Falsche. Sie nehmen mehr Kalorien zu sich, als sie verbrennen. Ein Übermaß an Kohlenhydraten[43] führt zu jeder Menge Fett im und am Körper. Die gesundheitlichen Auswirkungen sind immens. Wir beleuchten im Folgenden einige Aspekte, die wenig bekannt sind und sich durch Fasten beeinflussen lassen.

Kilos auf dem Vormarsch

Diabetes Typ 2 scheint auf der gesamten Welt unaufhaltsam auf dem Vormarsch. Die Gründe dafür sind bekannt: Man isst zu viel und noch dazu die falschen Produkte; man sitzt zu viel und bewegt sich zu wenig; man lebt in permanentem Stress, ist getrieben und findet keine Ruhe.

Immerhin sind sich viele von uns mittlerweile ihrer Macht, ihr Leben selbst zu beeinflussen, bewusst und versuchen einen gesünderen Weg zu beschreiten. Doch die Mehrzahl schiebt dieses Problem immer noch von sich weg, ignoriert es, verdrängt es. Trotz aller Aufklärung wollen viele nichts von Eigenverantwortung wissen. Zigaretten, gezuckerte Getränke, zu viel Alkohol und Fleisch – all das ist ihnen wichtiger als ihre Gesundheit. Viele von ihnen „bewegen“ sich Richtung Diabetes Typ 2[44], Adipositas[45, 46] und/oder Metabolisches Syndrom[47, 48] (starkes Übergewicht, gestörter Fett- und Cholesterinhaushalt[49], Bluthochdruck, krankhaft erhöhter Blutzuckerspiegel).

Die negative Entwicklung auf diesem Gebiet ist gewaltig. In den letzten 15 Jahren wurde eine Steigerung der Zahlen dieser weltweiten Epidemie von 100 Prozent beobachtet und die Entwicklung in diese Richtung geht ungebrochen weiter. Allein in der Europäischen Union betragen die jährlichen Kosten für die Behandlung von Diabetes Typ 2 und Adipositas über 100 Milliarden Euro, das sind circa 10 Prozent aller Gesundheitsausgaben! Allen Verantwortlichen ist klar, dass diese Erkrankungen medikamentös allein nicht bewältigt werden können. Man kann den Blutzuckerspiegel zwar kontrollieren, einstellen und verbessern – die Problematik Überernährung, Fehlernährung und Bewegungsmangel aber bleibt bestehen.

Die Folgen dieser aus dem Bewusstsein vieler Menschen verdrängten Epidemie sind unglaublich – nicht nur in ihrem Ausmaß, sondern auch in der Vielschichtigkeit ihrer Probleme. Eine ganze Reihe von Gesundheitsdefiziten lässt sich auf zuckerreiche Ernährung zurückführen. So ist vielen nicht bewusst, dass bereits schwache Entzündungen im Körper viele schwere Erkrankungen anstoßen können. Betroffene wundern sich dann, wenn plötzlich und scheinbar aus dem Nichts eine Allergie ausbricht, wenn sich Thrombosen bilden oder wenn sie auf eine Impfung (zum Beispiel gegen Covid-19) nicht ansprechen.

Unser Lebensstil hat weitreichende und bedeutende Folgen. Ernährung und die Regulierung von Entzündung, Immunsystem und auch Blutgerinnung bedingen einander. Übergewichtige haben beispielsweise ein wesentlich höheres Risiko für Thrombosen oder Lungenembolien. Das ist vielen Menschen nicht bewusst. Auch wenn bei manchen das Gesundheitsbewusstsein gestiegen ist, fehlt es oft an der Umsetzung, es mangelt nach wie vor am tatsächlich gelebten gesünderen Leben.

Das Immunsystem möglichst lange gesund erhalten

In den Jahren der Corona-Pandemie[50, 51] hörte man enorm viel über Infektion, Immunsystem und Impfung. Doch kaum jemand sprach davon, wie wir die großen Erkrankungen der gesamten Gesellschaft in Zukunft besser bewältigen können. Wir benötigen allgemeine, gemeinsame Konzepte, die helfen die Gesundheit der Bevölkerung und die Abwehrfähigkeit gegen Viren und Bakterien zu verbessern. Die vorzeitige Alterung des Immunsystems (ab 40 Jahren spricht man von einem senilen Immunsystem) ist dabei ein wichtiger Faktor. Ständige Zufuhr von Kohlenhydraten schädigt das Immunsystem, weil hier eine Form der Energiegewinnung zur Anwendung kommt, die die Anzahl entzündungsfördernder Immunzellen erhöht, während die Aufnahme hochwertiger Fette die Anzahl entzündungshemmender Immunzellen steigert. Es ist wichtig zu verstehen: Stoffwechsel und Immunsystem greifen ineinander. Trotzdem versuchen viele, aus welchen Gründen auch immer, einen rein medikamentösen Weg aus ihren Krankheiten zu finden. Dadurch entstehen nicht nur sehr hohe Kosten, sondern der kranke Stoffwechsel wirkt sogar gegen das verabreichte Medikament! Gift und Gegengift halten sich sozusagen die Waage, die Krankheitsanfälligkeit bleibt bestehen. Es ist sehr wichtig, das Immunsystem möglichst lange gesund zu erhalten, da der Mensch immer älter wird. Die Lebenserwartung ist in den letzten Jahrzehnten deutlich gestiegen. Man bedenke: Ist das Immunsystem mit 40 Jahren schon senil, wie geht es uns dann mit 50 oder 60 oder gar mit 80 oder 90? Wie viele Jahre der Krankheit liegen vor uns?

Der gesundheitliche Zusammenbruch vieler Menschen scheint unabwendbar, schicksalshaft. Doch zum Glück muss das nicht so sein. Wir können die Ernährung ändern, wir können Sport treiben, wir können fasten und wir können regenerieren. Es ist unsere Entscheidung, unsere Situation zu analysieren, um auch in fortgeschrittenen Tagen gesund zu bleiben und uns wohlzufühlen.

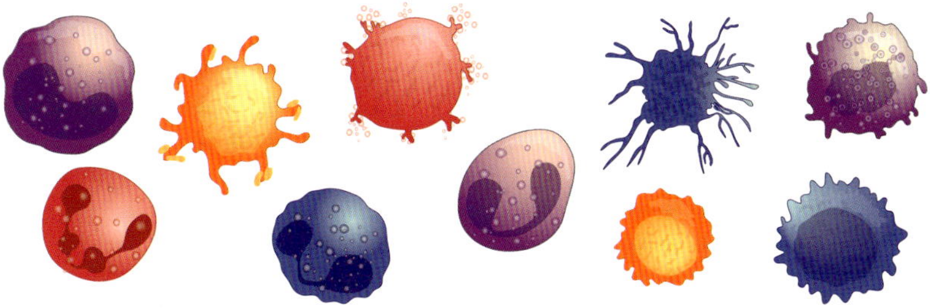

Das Immunsystem umfasst eine Vielzahl unterschiedlichster Immunzellen.

Unsere Gesundheit ist immer noch weitgehend Privatsache, das erkennt man auch an der mangelnden Unterstützung der öffentlichen Hand. Ein Beispiel: Schon seit vielen Jahren führt unser Schmerzkompetenzzentrum Bad Vöslau gemeinsam mit der Ortspfarre St. Jakob und dem Stift Schlägl in Oberösterreich Heilfastenseminare durch. Das Programm beinhaltet Meditationen, Vorträge, Spaziergänge und viel Bewegung. Auch die Ernährung beim und nach dem Fasten wird besprochen. Reichen dann die Teilnehmer:innen eine Bestätigung über ihre Kosten der Fastenwoche bei der Krankenkasse ein, so wird die Rückerstattung abgelehnt. Nicht einmal einen Zuschuss bekommen sie. Die Begründung ist ehrlich und klar: Präventive Aktivitäten werden nicht unterstützt. Mittlerweile nennt sich die österreichische Krankenkasse zwar Gesundheitskasse, ob sich die dahinterstehende Gesundheitspolitik ändern wird, bleibt jedoch offen.

Gesundheit hängt an der Ernährung

Zurück zum Zusammenhang von Ernährung und Gesundheit: Zuckerreiche Ernährung beeinflusst nicht das nur Immunsystem und fördert Allergien und Thrombosen, es leiden auch die Knochen, deren Kraft und Dichte schwindet. So bilden sich Osteopenie (Knochenschwäche) und Osteoporose[52] (Knochenschwund). Es erfolgen eine entzündliche Aktivierung von Arthrose (schmerzhafte degenerative Gelenkserkrankung) und eine Entzündung von Sehnen und Schleimbeuteln, also des Gewebes rund um die Gelenke. Besonders schlimme Auswirkungen hat ein ungesunder Stoffwechsel auf Rheumaerkrankungen[53].

Auch Darmerkrankungen wie unspezifische Entzündungen mit erhöhter Durchlässigkeit der Darmwände (Leaky Gut)[54, 55] oder auch Colitis[56] oder Morbus Crohn[57] sind in diesem Zusammenhang vermehrt anzutreffen. Entzündungen des Darms haben auch massive Auswirkungen auf unser Gehirn und können zu Demenz und Alzheimer führen. Neurodegenerative[58] Erkrankungen (Erkrankungen, die durch den schrittweisen Untergang von Nervenzellen des zentralen Nervensystems gekennzeichnet sind) wie die so schmerzhaften Polyneuropathien[59] (Erkrankungen des peripheren Nervensystems, also Erkrankungen, bei denen die Nerven außerhalb des Gehirns und des Rückenmarks betroffen sind), aber auch Multiple Sklerose[60] (entzündliche Erkrankung des zentralen Nervensystems) und gewisse Formen von Parkinson können damit vernetzt sein.

Wer ältere Menschen mit diesen Erkrankungen kennt, der weiß, welche Bürde dadurch auf dem ganzen Familiensystem lastet. Die Betreuungskosten für Pflege und Heimplätze sind sehr hoch.

Auch das Gefäßsystem leidet und es kommt zu Atherosklerose, also Gefäßverkalkung – dadurch steigt das Risiko für Schlaganfall und Herzinfarkt. Die Liste der möglichen Erkrankungen ist schier unüberschaubar und auch sehr komplex. So ist zum Beispiel die Herzschwäche sehr oft mit einer Darmentzündung verbunden. Herzschwäche wiederum schädigt durch den Blutrückstau den Darm. Kommen zur Fehlernährung noch andere schädliche Substanzen wie beispielsweise Alkohol oder Nikotin und die damit verbundenen Zellgifte hinzu, so potenziert sich die krank machende Wirkung mit dem Alter exponentiell. Dann explodiert auch das Krebsrisiko.

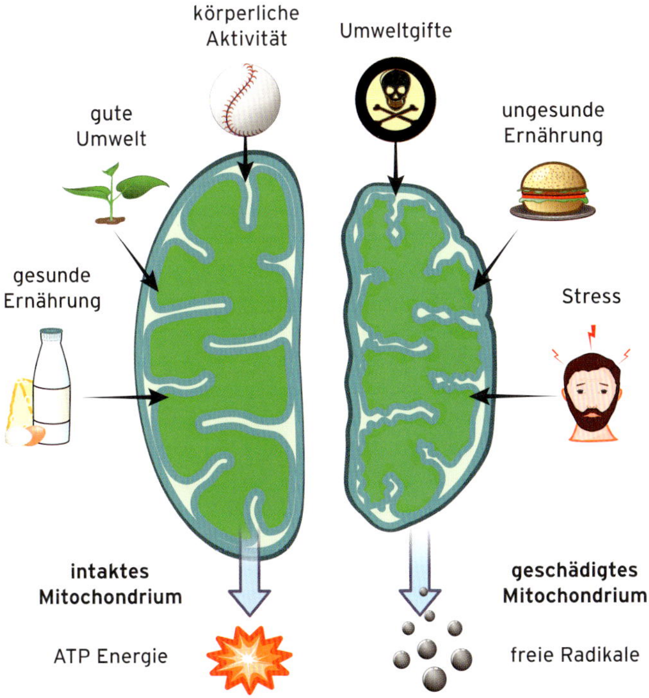

Der Alterungsprozess, ersichtlich an den Mitochondrien, die die „Kraftwerke" der Zellen darstellen

Wir können den Alterungsprozess zwar nicht stoppen, aber wir können ihn beeinflussen, denn die Vitalität der Zellen[61] hängt in ungeahntem Ausmaß von uns selbst ab. So wirkt für viele Menschen das erste Heilfasten nach einer gesundheitlichen Krise wie ein Wunder. Das schon lange nicht mehr erlebte Gefühl von Frische, Reinheit und Vitalität ist beglückend und löst Begeisterung aus. Und es hält auch an, wenigstens für eine paar Monate, natürlich in Abhängigkeit vom weiteren Lebensstil. Fasten erzeugt ein starkes Wohlgefühl. Man möchte bald wieder fasten und sich diesen „Fastenkick" erneut holen.

Übergewicht wird immer mehr zum Gesundheitsproblem. Doch Krankheit ist kein Schicksal. Wir können die Ernährung ändern, Sport treiben, fasten und regenerieren. Es ist unsere Entscheidung, wie wir leben.

Fettverbrennung und Gewichtsverlust

Wer fastet, spürt bald, dass man mit weniger zugeführter Energie auskommt als gedacht. Schon nach zwei bis drei Tagen haben sich etwa 35 Milliarden Körperzellen umgestellt und können mit dem Zuckerverzicht gut umgehen. Der Stoffwechsel von Fettsäuren produziert circa 4-mal so viel Energie wie der Abbau der gleichen Menge Glukose (Zucker). Fett bringt bei der Verbrennung also 4-mal so viel Energie wie Zucker. Die Energie aus dem Zuckerabbau bringt für den Muskel Kraft, die Fettverbrennung[62] bringt dagegen enorme Ausdauer. Zuckerspeicher reichen für circa 90 Minuten, die Fettverbrennung startet nach etwa 35 Minuten. Ein Fußballspiel dauert nicht ohne Grund nur 90 Minuten – denn nach dieser Zeitspanne sind alle Zuckerreserven der Spieler:innen erschöpft und sie werden müde.

Ein Zugvogel, der die Sahara oder den Himalaja überfliegt, ist bis zu 30 Stunden in der Luft und muss sich aktiv bewegen – und das ohne Fast Food und Schokoschnitten zwischendurch. Diese Leistung ist nur aufgrund des enormen Energiegehaltes des Fettgewebes[63] möglich.

Viele Übergewichtige verzweifeln, weil sie spüren, dass es kaum möglich ist, 15 oder 20 Kilo abzunehmen – zumindest nicht auf schnellem Wege. Anstatt beim Fasten die Fettverbrennung (den biochemischen

Abbaumechanismus der Fettsäuren) mit all ihren sorgfältig regulierenden Mechanismen für unsere Gesundheit und unser Wohlbefinden zu spüren und zu bemerken, dass sie augenblicklich Vitalität gewinnen, brechen viele vorzeitig ab. Sie verstehen die Vorzüge des Fastens nicht und können die wenigen Tage bis zur Erschöpfung des Zuckerabbaus und zum Umbau auf Ketogenese[64] nicht erwarten. Die Ketogenese ist ein Stoffwechselweg, bei dem energiespendende Ketonkörper[65] gebildet werden, sobald dem Körper die Glukose (Traubenzucker) ausgeht. Ziel der Ketose ist es, den Körper mit einer alternativen, effizienten Energiequelle, nämlich Fett, zu versorgen.

Um Fasten nicht vorzeitig abzubrechen, empfiehlt sich die Teilnahme an einer Fastengruppe. Eine solche besteht meist aus erfahrenen Fastenden und aus Fastenneulingen. Fasten benötigt die gegenseitige Stützung und das Schaffen eines gemeinsamen Bewusstseins, einer gemeinsamen Realität – in der Gruppe wird genau das erreicht.

Wer einmal erlebt hat, wie gut dieses Ritual für die Gesundheit und vor allem die Vitalität ist, lässt sich von seinem „inneren Schweinehund" nicht länger aufhalten und wird sich immer wieder auf das Fasten einlassen. Ist das erste Fasten erfolgreich bewältigt, so ist es tatsächlich von großer Bedeutung, es regelmäßig zu wiederholen. So bietet sich die Vorweihnachtszeit (z. B. die erste Adventwoche) oder die Osterzeit zum alljährlichen Fastenritual an. Wird dieser Rhythmus eingehalten und zwischen den Fastenperioden[66] nicht massiv „gesündigt", stabilisiert sich auch das Körpergewicht oder es kommt zu einer gewissen Gewichtsreduktion. Will man jedoch zehn oder mehr Kilo Fett abbauen, sind andere Ernährungstherapien nötig. In gut geführten Fastengruppen wird auch die Möglichkeit einer weiterführenden Gewichtsreduktion mittels Ernährungsumstellung und Bewegung diskutiert, denn das ist ein Thema, das viele Fastende sehr interessiert.

Viele wissenschaftliche Gruppen wie Biolog:innen, Mediziner:innen und Hirnforscher:innen beschäftigen sich seit Anfang des 21. Jahrhunderts mit den Effekten des Fastens und der Ernährung auf unsere Gesundheit. Die Fakten sind klar und eindeutig, die dahinter liegenden wissenschaftlichen Zusammenhänge aber komplex und ihre Bedeutung noch weitgehend unterbewertet.

Fasten ist eine „nicht medikamentöse Intervention" mit durchaus medikamentöser Wirkung. In der Schulmedizin[67] ist Fasten allerdings erst im Jahr 2016 so richtig angekommen. Zuvor wurde über dieses Thema gelächelt und man hatte als Befürworter:in manchmal das Gefühl, einer Sekte oder einer paramedizinischen Gruppierung anzugehören. Dann kam der Medizinnobelpreis für Yoshinori Ohsumi[68, 69, 70] zum Thema Autophagie, dem Zellrecycling beim Fasten. Dieser Preis hat vieles verändert.

So wie wir uns bei Umwelt und Klima keinen Aufschub mehr leisten sollten, sollten wir auch bei unserer Gesundheit selbst anfangen und nicht warten, bis uns unser Stoffwechsel in schwere Krankheiten manövriert, aus denen es dann oft kein Entrinnen mehr gibt.

Zucker und Fett im Supermarktregal

In Sachen Ernährung gibt es eine ganz wichtige Regel: *Nicht nur essen, was gut schmeckt, sondern auch, was gut hilft.*

Die Lebensmittelindustrie mit ihrem zum Teil aggressiven Marketing hat mehr den eigenen wirtschaftlichen Gewinn als die Gesundheit und das Wohl der Kund:innen im Fokus. Ändern ließe sich das zucker- und fettlastige Angebot nur durch ein geändertes Kaufverhalten.

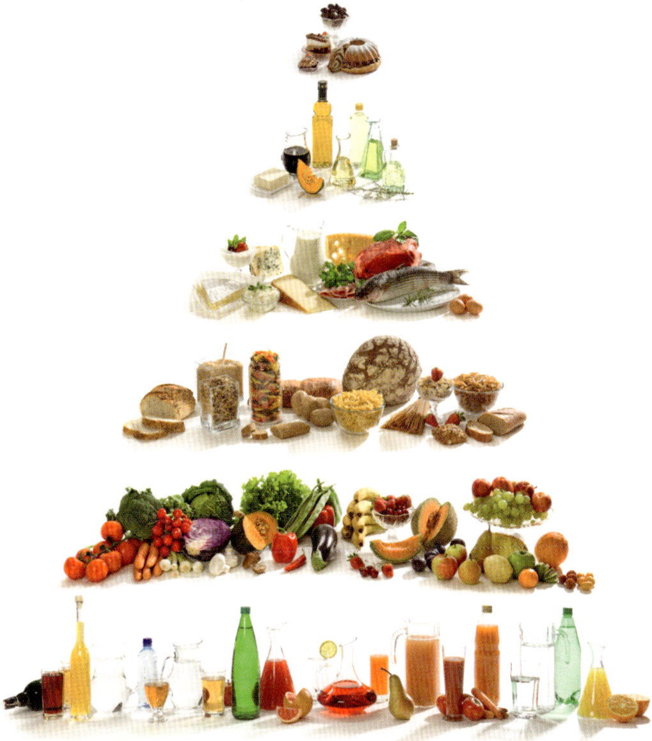

Die Ernährungspyramide zeigt an, welche Lebensmittel man in welchem Ausmaß zu sich nehmen sollte, um ein gesundes Leben zu gewährleisten.

Gekauft wird aber weiterhin vor allem das, was schmeckt, schnell zuzubereiten und zugleich möglichst billig ist. Und das sind vor allem ungesunde Produkte.

Der Mensch liebt Zucker. Daher sind die Produkte in den vorderen Reihen der Supermärte oft stark gezuckert, außerdem sind sie zu fett. Auch Geschmacksverstärker werden reichlich eingesetzt. Hat man sich einmal an sie gewöhnt, möchte man nicht ohne sie auskommen. All das führt dazu, dass minderwertige Ausgangsprodukte sehr gut schmecken. Dass sich darin jedoch ungesunde Transfette und/oder minderwertige Proteine oder Kohlenhydrate verstecken, erklärt sich von selbst. Bitterstoffe dagegen, die sehr gesund sind, fehlen in den meisten Produkten. Frisches Gemüse mit den vielen so wichtigen Nährstoffen ist teuer und wird von vielen Menschen kaum gekauft.

Problematisch ist Fast Food[71]. Seine hohe Kaloriendichte lässt ein Sättigungsgefühl gar nicht mehr zu – man isst zu viel, zu schnell und noch dazu das Falsche und hat bald wieder Hunger.

Ein spezieller Problempunkt (besonders bei Jugendlichen) sind Süßgetränke[72, 73], die ab 250 ml mit großer Sicherheit Probleme bereiten. Sie erzeugen enorm hohe Insulinspitzen, die rasch wieder abfallen und eine Gier auf Zuckernachschub auslösen. Viel besser ist es, viel Wasser zu trinken. Pures Wasser, ohne jeden Zuckerzusatz. Ein Schuss Zitrone oder etwas Ingwer ins Wasser, das wäre wohl das Beste.

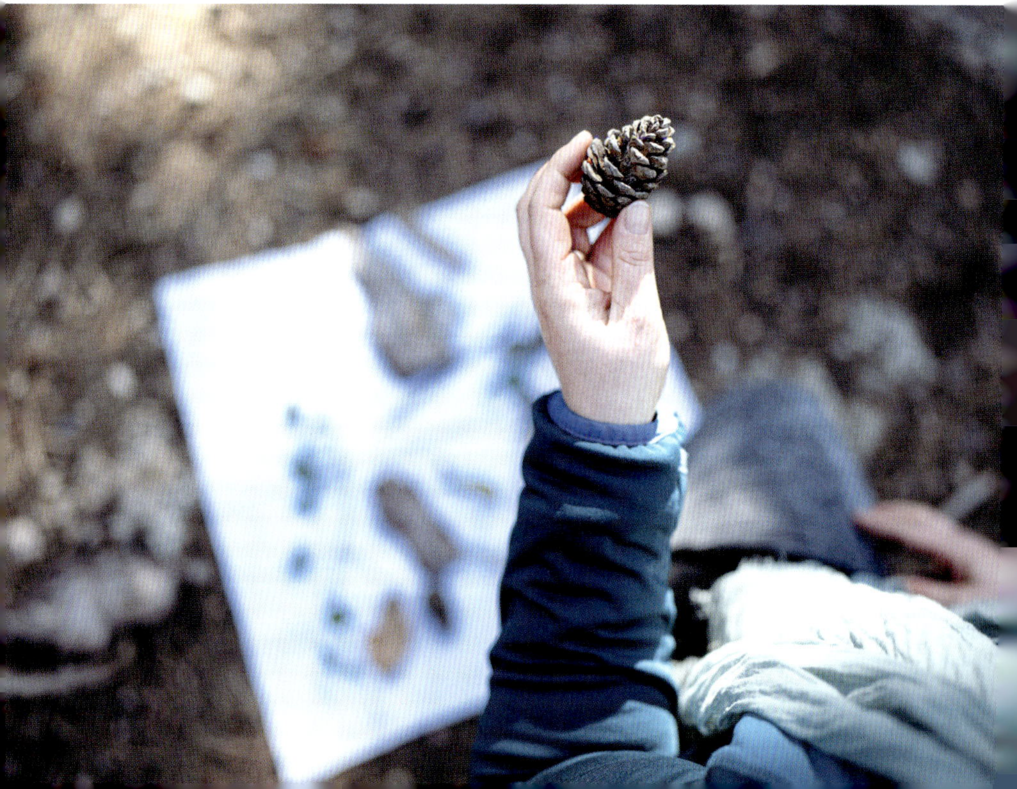

Auch der Genuss von über 100 Gramm rotem Fleisch pro Tag bringt mit hoher Wahrscheinlichkeit metabolische Probleme mit sich. Es wäre also gut, nicht jeden Tag Fleisch zu essen – und wenn schon Fleisch, dann nur in kleinen Portionen.

Fasten als Mutprobe

Der Weg vom Essen ins Fasten ist für viele eine Mutprobe. Sie fragen sich: *Schaffe ich das, kann das gelingen?* Da kann man nur sagen: Selbstverständlich! Mehr noch: Nach einer Woche Fasten und den vielen Inputs und Diskussionen in der Gruppe ist ein Weg zurück zum alten Modus für viele nicht mehr vorstellbar. Sie haben dann erkannt, dass die Art, wie sie bisher gelebt haben, verbesserungswürdig ist, und sie kennen nun auch diverse Möglichkeiten, ihre Einstellung und ihr Verhalten zu ändern. Einmal ist keinmal, heißt es. Beim Fasten trifft das nicht zu, weil schon bei einmaligem Fasten gewisse Erfahrungen gemacht werden und danach Veränderungen bestehen bleiben. Die regelmäßige Wiederholung ist jedoch erstrebenswert, sie macht uns sicher und bringt uns zur nachhaltigen Verhaltensänderung. Wer zu spüren beginnt, was ihm guttut und was nicht, wird schon aus diesem Grund eine zunehmende Aversion gegen das bisherige Verhalten entwickeln. Was vielleicht vor ein paar Tagen noch zur Normalität des Alltags zählte, wird nun angezweifelt, infrage gestellt und im besten Fall nachhaltig verändert. Selbsterkenntnis durch Selbsterfahrung ist der beste Weg hin zur dauerhaften positiven Veränderung.

Tipp zum Gewichtsverlust: Nicht nur essen, was gut schmeckt, sondern auch, was gut hilft. Gezuckerte Getränke weglassen. Stattdessen pures Wasser trinken, vielleicht mit einem Schuss Zitrone oder ein wenig Ingwer.

Fettzelle ist nicht gleich Fettzelle

Der Mensch braucht für alle seine Körperfunktionen Energie (Kalorien). Diese wird durch die Nahrung in Form von Kohlenhydraten, Proteinen (Eiweiß) und Fetten zugeführt. Am energiereichsten sind Fette – ein Gramm Fett liefert circa neun Kalorien, Kohlenhydrate und Proteine jeweils nur etwa die Hälfte. Fett ist aufgrund des hohen Kaloriengehalts ein idealer Energielieferant und erfüllt wichtige Funktionen. Problematisch ist jedoch die permanente Zufuhr von zu viel Energie[74], denn das schädigt die Gesundheit langfristig.

Doch Fett ist nicht gleich Fett. Man unterscheidet zwischen weißem, braunem und beigem Fettgewebe. Jedes dieser Gewebe hat unterschiedliche Funktionen im Stoffwechsel.

Das weiße Fettgewebe hat im menschlichen Körper den weitaus größten Anteil. Dieses Speicherfett hat viele Funktionen. Als Energiespender stellt es die Energieversorgung sicher. Es umgibt die Organe und dient damit als schützender Puffer vor äußeren Einwirkungen. Das Fettgewebe ist auch eine Art Wärmedämmung gegen Unterkühlung. Fette sind zudem ein wichtiger Baustoff für die Zellen, sie sind wichtig für den Herstellungsprozess von Hormonen und beeinflussen unser Immunsystem und den Wasserhaushalt. Wichtig sind sie auch für die Aufnahme der Vitamine[75] A, D, E und K, die ohne Fette im Körper nicht weiterverarbeitet werden können.

Weißes Fettgewebe ist vor allem ein Energiespeicher. Der Körper speichert überschüssige Kalorien, welche er im Moment nicht verbrauchen kann. Von diesen gespeicherten Kalorien kann er bei Bedarf zehren. Das ist dann der Fall, wenn längere Zeit keine fetthaltige Nahrung zugeführt wird und folglich gespeicherte Fettzellen als Energielieferanten verbrannt werden müssen. Evolutionsbiologisch[76] ergibt das durchaus Sinn. Früher gab es in den Wintermonaten oft lange Hungerperioden, da war es überlebensnotwendig, körperliche Fettreserven aufzubauen, um in kargen Zeiten davon zehren zu können. Diese Phasen des Hungers sind bei uns weitgehend verschwunden, dennoch essen viele Menschen weiterhin so, als müssten sie sich für schlimme Zeiten rüsten. Viele haben also zu viel weißes Fett angesammelt. Es findet sich im Übermaß in und um die Organe und auch in den Blutgefäßen. Die eingelagerten Fettzellen können sich bis zum 200-Fachen ihrer normalen Größe ausdehnen, ja richtiggehend aufblähen, um genügend Speicherplatz zur Verfügung zu stellen. Sie werden also immer größer und sind dann als Fettgewebe[77] gut wahrnehmbar, vor allem um den Bauch oder an den Oberschenkeln.

Das daraus folgende gesundheitliche Problem: Im Übermaß vorhandenes weißes Fettgewebe – vor allem das sogenannte viszerale Fett (Bauchfett)[78] in und um die Organe der Körpermitte – begünstigt Glukoseintoleranz[79] (Stoffwechselerkrankungen, die zu einem erhöhten Blutzuckerspiegel führen) und Insulinresistenzen[80] (Hauptursache für die Entstehung von Diabetes). Es fördert Entzündungsprozesse. Diese können langfristig zu vielen schweren Erkrankungen wie Gefäßverkalkung, Diabetes Typ 2 und Herz-Kreislauf-Erkrankungen führen.

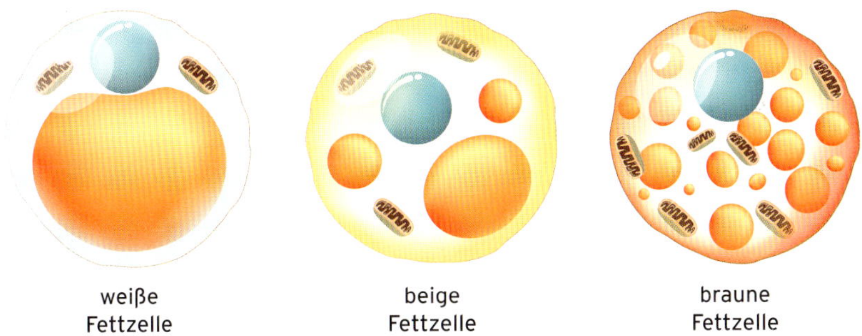

Der unterschiedliche Zellaufbau von Fettzellen

Entzündungen entstehen folgendermaßen: Fettzellen werden über feine Blutgefäße mit Sauerstoff versorgt. Wachsen diese Zellen immer weiter an, können sie irgendwann nicht mehr ausreichend versorgt werden und sterben aufgrund des Sauerstoffmangels teilweise ab. Das ruft Immunzellen auf den Plan, welche am Ort des Geschehens Entzündungsfaktoren ausschütten – eine sogenannte stille Entzündung (Silent Inflammation[81]: niedriggradiger, chronischer Entzündungsprozess, s. Kap. „Stille Entzündungen", S. 52) entsteht. Für eine stille Entzündung ist es nicht nötig, dass jemand übergewichtig oder gar adipös ist, sie kann auch bei Normalgewicht und sogar bei schlanken Menschen auftreten – falls sie viel viszerales Fett im Bauchraum, also in und um die Organe, haben. Es ist daher für uns alle wichtig, möglichst wenig Bauchfett[82] zu haben.

Braunes Fett als Hoffnungsträger

Braunes Fett wird hingegen sehr positiv bewertet. Es ist stark durchblutet und enthält im Gegensatz zum weißen Fett eine große Anzahl von Mitochondrien[83] – die „Kraftwerke" der Zellen. Durch die hohe Konzentration von Mitochondrien sieht diese Art von Fett unter dem Mikroskop dunkel aus und wird daher „braunes Fett" genannt.

Die Mitochondrien dienen nicht nur der Energieumwandlung, sie produzieren durch die Oxidation (Verbrennung) von Fettsäuren auch Wärme. Dank ihrer „Brennkraft" kommt es zu einer Steigerung der Kalorienverbrennung. Während weiße Fettzellen als Energiespeicher dienen, wird in braunem Fettgewebe also überschüssige Energie verbrannt. Aus dem gespeicherten Fett wird Wärme erzeugt und die Körpertemperatur wird stabil gehalten.

Das Problem: Braunes Fett ist bei erwachsenen Menschen kaum vorhanden, nur wenige Gramm finden sich im Bereich der Schultern, des Nackens und der Wirbelsäule. Säuglinge hingegen verfügen über eine große Menge an braunem Fettgewebe – bis zu fünf Prozent des Körpergewichts. Das ist auch nötig, weil sie viel mehr Wärme benötigen als Erwachsene. Das braune Fett verhindert, dass sie auskühlen. Während der ersten Lebensjahre bildet es sich zurück.

Zudem gibt es beige Fettzellen, das ist eine besondere Art brauner Fettzellen. Braunes und beiges Fett dienen der prompten Energiebereitstellung bei hoher andauernder Belastung oder der Thermoregulation bei Kälte. Diese Funktion ist angesichts unserer Lebensweise weitgehend nutzlos geworden. Wir brauchen es einfach nicht mehr, denn wir setzen uns kaum Temperaturschwankungen und Belastungsspitzen bzw. -perioden aus. Wir sitzen in warmen Räumen, meist bei deutlich über 20 Grad – auch in der eisigsten Winterzeit. Wir bewegen uns sehr wenig, sind weit von der Zielmarke von 10.000 Schritten pro Tag entfernt; stattdessen sitzen oder liegen wir fast rund um die Uhr, essen aber so, als wären wir ständig auf den Beinen.

Da zu viel weißes Fett ungesund ist und ein Übermaß zu Fettleber[84, 85], Adipositas und vielen anderen schweren Erkrankungen führen kann, versucht die medizinische Forschung, weißes in braunes Fettgewebe zu verwandeln. Das Ziel: Durch seine Funktion als Wärmekraftwerk des Körpers soll das braune Fettgewebe große Mengen an Energie, welche ansonsten im weißen Fettgewebe gespeichert wird, verbrennen. Vor allem im Kampf gegen Adipositas ist die mögliche Umwandlung von weißem in braunes Fett ein Hoffnungsträger.

Aus diesem Grund beschreiben viele Publikationen aus der Grundlagenforschung neue potenzielle Mechanismen zur Aktivierung oder Vermehrung des braunen Fettgewebes. Freilich ist all das noch Theorie und in der Praxis nicht anwendbar. Es liegt weiterhin an uns selbst, uns nicht zu viel Fett auf den Hüften und den Organen anzulegen.

Weißes Fett vermeiden

Um die Entstehung von weißem Fett zu vermeiden, empfiehlt sich nicht nur eine individuell angepasste Kalorienaufnahme, sondern man sollte auch häufig an die frische Luft gehen und kalte Temperaturen nicht meiden. Die Zimmertemperatur sollte man nicht über 20 Grad erwärmen und sich beim Sport im Freien nicht zu warm anziehen. Nach dem Sport sind kalte Güsse oder das Schwimmen in kühlem Wasser vorteilhaft.

Und natürlich hilft auch Fasten. Ausgezeichnete Studien[86, 87] konnten belegen, dass uns dabei das Mikrobiom des Darms zu Hilfe kommt. Stark vereinfacht gesagt, fasten die Darmbakterien mit uns mit und deren mRNA (das ist eine Boten-RNA, die genetische Information für den Aufbau eines bestimmten Proteins in einer Zelle überträgt) kontrolliert dann unsere Fettzellen. Fasten bewirkt sozusagen einen Reset[88] bei unseren Darmbakterien. Diese schicken mit ihrer RNA (Ribonukleinsäure) eine Art Botenstoff aus, der mit unseren Fettzellen Kontakt aufnimmt. Ein Heer aus 100 Milliarden Bakterien, Viren und Pilzen tut einiges für uns, von dem wir gar nichts wissen. Nur dank immer neuer Erkenntnisse der Wissenschaft bekommen wir langsam eine Ahnung davon.

Zudem gibt es bestimmte Nahrungsmittel, die beim Fettschmelzen helfen. Es handelt sich dabei beispielsweise um bestimmte Tees (grüner Tee, Pfefferminztee), Resveratrol aus der Schale der Weintraube und Kurkuma[89]. Auch die Chilischote sei erwähnt. Sie ist unheimlich scharf und man spürt richtig, wie sie einem einheizt.

Wer dagegen immer nur im Warmen bleibt, keinen Sport macht, nicht fastet und auch bei der Ernährung nichts ändern will, der bleibt auf dem weißen Speicherfett sitzen. Auch wenn viele Menschen von einer „Pille zum Abnehmen" träumen, sei gesagt: Es gibt keine isolierte Substanz, die alle Qualitäten des Fastens mit sich bringt. Natürlich gibt es moderne Antidiabetika (Medikamente zur Behandlung von Diabetes), ohne die eigenverantwortliche Mitbeteiligung am Projekt gesunder Stoffwechsel und Energiebilanz wird es aber kein nachhaltiges und nebenwirkungsarmes Vorankommen geben.

Wir hoffen, mit diesen Informationen Interesse an Ihren eigenen Möglichkeiten zu entfachen. Dann könnten Sie ein wenig Hunger vielleicht sogar als angenehm, weil sinnvoll, oder ein wenig Kälte als positiv, weil heilsam, erachten.

Es gibt vier Methoden, weißes Fett in braunes Fett umzuwandeln, um es letztendlich loszuwerden:

1) **Fasten**
2) **Bewegung**
3) **Kälte**
4) **Ernährung: Chili, grüner Tee, Kurkuma, Resveratrol**

Fasten, Kälte und Bewegung sind drei sehr wichtige Faktoren für unsere Gesundheit!

(Ver-)kühle dich täglich – ein Selbstversuch

Um die positive Wirkung der Kälte am eigenen Leib zu spüren und hier darüber berichten zu können, habe ich begonnen, mich selbst täglich zu (ver-)kühlen. Zweimal pro Woche versuche ich nun (es ist im Moment März), eine Laufstrecke von 17 Kilometern und 400 Höhenmetern so zu bewältigen, dass ich nach einer Aufwärmphase von etwa 30 Minuten meinen Pullover ausziehe und im T-Shirt weiterlaufe. Die Temperaturen liegen um den Gefrierpunkt. Anfangs fühlte sich dieses Experiment etwas bedrohlich an – ich hatte augenblicklich das Gefühl, das nicht zu schaffen und eine schwere Unterkühlung zu erleiden. Aber es ist eigentlich ganz easy, denn der Körper erwärmt sich mit Muskelarbeit und Fettverbrennung.

Beim heutigen Lauf betrug die Temperatur –2 Grad Celsius, in 700 Metern Höhe hatte es –4 Grad. Anfangs war ich wegen der Kälte beunruhigt. Da ich aber bereits seit einigen Wochen im Kältetraining bin, war die Temperatur kein Problem. Bislang wurde ich auch nicht krank (obwohl das Coronavirus noch immer sein Unwesen treibt).

Wenn man in der Kälte nur spärlich bekleidet läuft, kommt es zu eigenwilligen Phänomenen. Zuerst einmal kann man nicht stehen bleiben – das wäre fatal. Man merkt sofort, wenn der Puls unter 130 fällt, denn dann kann sich der Körper nur schwer warmhalten. Man schwitzt kaum, das ist auch nicht notwendig, weil die Kühlung auch ohne Schwitzen ausreicht.

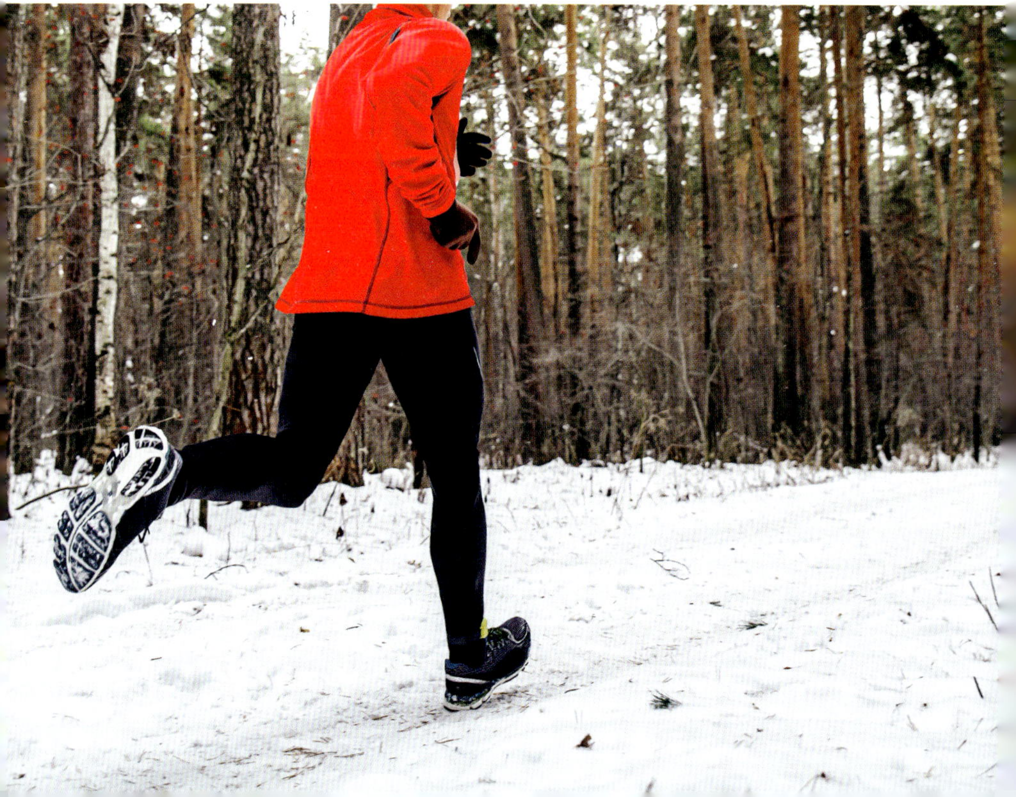

Die Auswirkungen des Kältetrainings[90] sind sehr positiv. Vor allem die Muskeln und Gelenke werden durch die „Kältetherapie" schmerzfrei und sind besser belastbar. Man hat auch viel weniger das Gefühl der Schwäche oder des körperlichen Einbruchs. Das „Kühle dich täglich"-Programm lockt aus dem schon etwas degenerierten Körper das „wilde Tier" hervor. Es tut wirklich gut und mir scheint, dieses Fettverbrennen durch Kälte hat auch einen gewissen Suchtfaktor, denn man will damit nicht mehr aufhören.

Das Kältetraining ergänzt das Fasten sehr gut und steigert dessen Wirkung. Auch die zeitliche Nähe ist gegeben. Denn es ist sinnvoll und richtig, eher in der kalten Jahreszeit (vor Weihnachten und in der vorösterlichen Zeit) zu fasten. Fasten und Kältetraining schlagen beide in dieselbe Kerbe: Die Fettverbrennung wird ordentlich angekurbelt und der Stoffwechsel ist für Änderungen und Anpassungen bereit.

Fettgewebe ist bei den meisten Menschen das größte „Organ" und trotzdem gibt es dafür keine Fachärzt:innen. Viele denken: Was ist bei viel Fett am Körper schon zu tun als zu versuchen, es mit Diäten loszuwerden, oder es möglicherweise absaugen zu lassen – oder es so zu belassen, wie es eben ist? Dabei kann Fett ganz natürlich durch Training verbrannt werden. Mit meinen persönlichen Fettreserven könnte ich theoretisch 3000 Kilometer ohne Nahrungsaufnahme marschieren. Die meisten Menschen wissen einfach nicht, was sie alles können oder könnten.

Etwas Training und Überwindung tut also gut, das Verlassen der Komfortzone ist dafür aber erforderlich. Spaziergänger:innen, die mich frühmorgens mit T-Shirt bei –4 Grad laufen sehen, sind erstaunt und oft irritiert. Verständnislose Blicke und Kommentare wie „Sie werden sich verkühlen" oder „Sie werden sich noch den Tod holen" sind keine Seltenheit. Dann fühle ich mich ein wenig wie ein Held und merke, dass es guttut, auch einmal gegen den Strom zu schwimmen. Ich fühle bereits, dass mein Körper durch das Training kräftiger wird und dass sich meine „Birnenform“ schön langsam in ein auf dem Kopf stehendes Dreieck wandelt. In der Körpermitte, dort, wo sich die Speckwülste befinden, tritt eine langsame, aber deutliche Veränderung ein.

Kältetraining hebt die Stimmung. Auch in den Tagen nach dem Training hat man das Bewusstsein, etwas Entscheidendes getan zu haben, und es besteht eine gewisse Vorfreude auf das nächste Mal, wenn es wieder heißt: (Ver-)kühle dich täglich.

Stille Entzündungen

Jedes Lebewesen benötigt Energie. Im Wesentlichen geht es dabei um Kohlenstoffatome, Wasserstoffatome und Sauerstoffatome. Die Hauptbestandteile unserer Zellen, ob Aminosäuren, Kohlenhydrate oder Fette, sind aus Kohlenstoff aufgebaut, und der Kohlenstoff kann schlussendlich zu CO_2 und Wasser oxidiert werden. Dabei entsteht eine Menge Energie, die unsere Zellen aktiviert und Wachstum ermöglicht.

Diese chemische Reaktion bringt Elektronen (elektrisch negativ geladene Elementarteilchen) zum Fließen und funktioniert zu 99 Prozent perfekt. Aber überall, wo gehobelt wird, fallen auch Späne, und diese „Späne“ sind in unserem Fall freie Sauerstoffradikale (ROS: Reactive Oxygen Species)[91]. Diese Radikale werden mit vielen Erkrankungen und Alterungsprozessen des Körpers in Verbindung gebracht.

Ob wir es hören wollen oder nicht: Wer viel Energie verbraucht, wenig regeneriert und schläft, gesundheitsschädliche Nahrungsmittel isst und damit dem Körper Stress bereitet, wird Probleme mit Sauerstoffradikalen bekommen.

Können Sauerstoffradikale nicht mehr ausreichend bekämpft werden, werden Zellvorgänge unkoordiniert und es entstehen unter anderem Entzündungen[92]. Ist die Entzündung eher lokal begrenzt, erkennen Lai:innen sie zum Beispiel an einer Schwellung oder Rötung. Bei Belastung können auch Bewegungseinschränkungen auftreten, beispielsweise am Knie nach einer ausgedehnten Bergwanderung. Vermutlich wird man sich ein paar Tage schonen, die entzündete Stelle kühlen, vielleicht auch eine entzündungshemmende Salbe auftragen. In den meisten Fällen bekommt man die Sache wieder in den Griff und nimmt sich vor, sich beim nächsten Mal besser auf die Wanderung vorzubereiten und steile Abstiege zu meiden.

Was ist jedoch, wenn Entzündungen nicht nur lokal begrenzt auftreten? Was ist, wenn der dauerbelastete Köper zu wenig Ruhe, zu wenig Schlaf bekommt und ständigen Irritationen wie Stress ausgesetzt ist? In solchen Fällen kann eine Entzündung im ganzen Körper entstehen – schleichend, geringfügig und trotzdem den Gesamtorganismus schwächend.

Diese *Silent Inflammation* oder *Low-level Inflammation* ist eine Belastung, die wir ständig in uns tragen, auch für unser Immunsystem. Kommen zusätzliche Stressoren wie Viren (beispielsweise Coronaviren), gesundheitsschädigende Bakterien oder Pilze hinzu, belastet das den Organismus stark. Man sollte also eine stille Entzündung nicht als Kleinigkeit abtun und sich damit abfinden, sondern Wege finden, diese schleichende Erkrankung unserer modernen Zivilisation zu erkennen und sowohl präventive als auch therapeutische Maßnahmen zu ergreifen.

Stille Entzündungen erkennen

Wie kann man sich eine Silent Inflammation vorstellen? Viele werden davon nicht viel bemerken, wer aber aufmerksam in sich hineinhört, kann durchaus fühlen, dass sich etwas in ihm abspielt. Viele schreiben diesen unerklärlichen Zustand ihrem Alter zu. Denn meistens sind Menschen im mittleren und höheren Lebensalter davon betroffen, also ab dem vierzigsten oder fünfzigsten Lebensjahr.

Betroffene schildern ihre Befindlichkeit folgendermaßen: Immer wieder treten unspezifische Ganzkörperschmerzen auf, die jedoch bald wieder abklingen. Finger, Schultern, aber auch ganze Wirbelsäulenabschnitte fühlen sich steif an. Die Hände sind morgens schwer beweglich und recht steif. Viele berichten über Müdigkeit oder Erschöpfung sowie über eine depressive Stimmungslage. Die meisten Symptome kommen und gehen, wenigstens eine gewisse Zeit lang. Kommen andere Erkrankungen hinzu, sind die Verläufe langwierig, kompliziert und die vollkommene Ausheilung bleibt aus – irgendetwas bleibt, das die Lebensqualität einschränkt.

Entzündungen wie Morbus Bechterew (eine entzündlich-rheumatische Erkrankung, die Knochen und Gelenke befällt)[93] oder Rheumatoide Arthritis (die häufigste entzündliche Gelenkserkrankung)[94] betreffen circa 1,5 Prozent der Bevölkerung. Das Problem der Silent Inflammation betrifft jedoch weitaus mehr, ja sogar außerordentlich viele, wahrscheinlich sogar die Mehrheit der Bevölkerung über 50 Jahre. Doch viele wissen nichts davon, das Krankheitsbild bleibt ihnen und auch den Ärzt:innen verborgen. Man kann höchstes eine geringe Erhöhung des CRP[95] (C-reaktives Protein, der wichtigste Blut-Laborwert zum Feststellen einer Entzündung im Körper) oder der Blutsenkungsgeschwindigkeit (zeigt an, wie schnell die roten Blutkörperchen in einer Blutprobe absinken)[96] erkennen, doch aus diesen Anzeichen werden keine Schlüsse gezogen. Ärzt:innen verschreiben in der Regel Aspirin oder andere Entzündungshemmer und die Patient:innen bleiben meist tatenlos.

So ein Vorgehen ist jedoch wenig zielführend. An dieser Stelle sollte man fragen: Ist die symptomatische Gabe von Antirheumatika

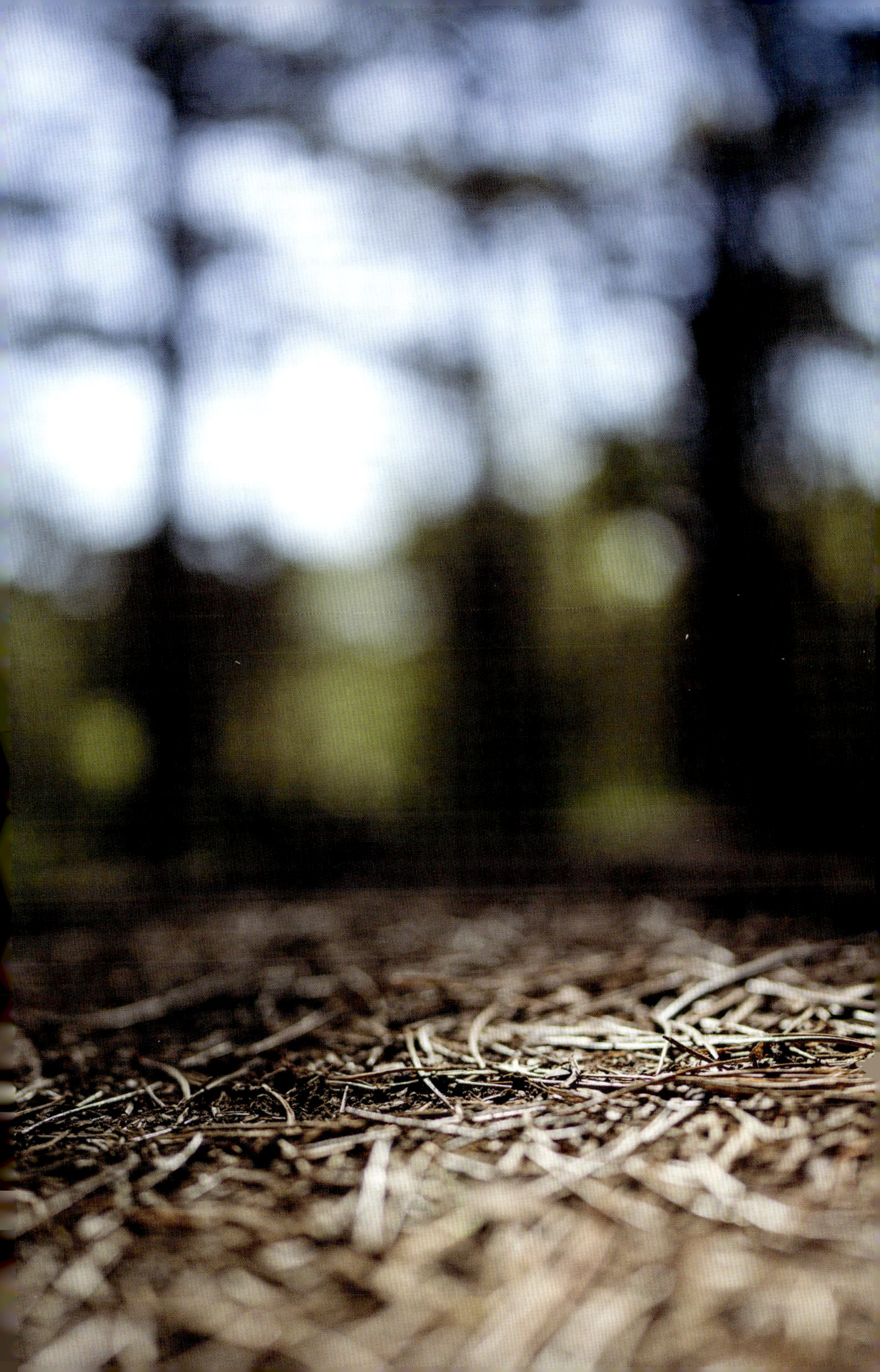

(Medikamente, die bei Gelenkserkrankungen zur Entzündungshemmung eingesetzt werden) nachhaltig? Wie schaut es mit Komplikationen und Nebenwirkungen solcher Therapien aus? Ist bei den Patient:innen Passivität tatsächlich angebracht oder sollten sie endlich aktiv ihre Lebensführung ändern?

Wer sich mit dem Energiehaushalt des Körpers und dem Thema Entzündung eingehend beschäftigt, wird sehr bald einen Paradigmenwechsel in der Medizin und Gesundheitspolitik wünschen. Der Energiehaushalt des Körpers ist zuerst einmal Sache der Betroffenen und kann nicht durch Konsumation irgendwelcher Pillen reguliert werden. Erst wenn mittels Bewegung, Diät, Fasten etc. keine Besserung zu erzielen ist, sollte über medikamentöse Therapien nachgedacht werden.

Was sollten Patient:innen, die zu verstehen beginnen, dass sie eine schlummernde Zeitbombe in sich tragen, also tun? Sie sollten sich mit ihrem Lebensstil befassen und ihren Zustand nicht länger verdrängen. Es gilt nun, die Aufmerksamkeit durch Fasten, Bewegung, Diät, Stressmanagement, ausreichend Schlaf und Regenerationszeiten in Richtung Gesunderhaltung zu lenken.

Wir alle sollten wieder ein Gespür für unsere Energie bekommen und uns fragen: Wie steht es um meine Energie, wie sehr gebe ich auf mich acht, was sagt mir mein Körper? Bin ich ständig am Machen und Tun oder achte ich auf Fürsorge mir gegenüber? Der Mensch braucht sowohl Aktivität als auch Regeneration, jedoch sollte immer die Fürsorge an erster Stelle stehen.

Um Energie zu tanken, müssen wir essen. Wir benötigen Nahrung für unsere Muskeln, für unseren Darm und natürlich für unser Gehirn. Essen ist lebensnotwendig, doch leider essen wir meist das Falsche, nämlich viel zu viel Süßes. Viele wissen natürlich, dass ein Zuviel an Zucker schlecht ist, belassen es aber beim Wissen.

Die wenigsten versuchen tatsächlich zu experimentieren, wie sie dem Körper das zuführen können, was ihm am besten hilft. Vielmehr neigen wir dazu, Substanzen zuzuführen, die gut schmecken, die glücklich machen, die Dopamin (das sogenannte Glückshormon)[97] im Gehirn ausschütten, die uns in Schwung bringen und uns ein „Turbogefühl“ geben. Am besten funktioniert das mit Fett in Zucker oder Zucker in Fett. Schnelle Resorption (Aufnahme ins Blut), schnelle Energiebereitstellung – das fühlt sich einfach toll an. Doch: Nahrung mit der hohen Energiedichte von Zucker und Fett ist ungesund – und macht uns rund. Denn Zucker wird im Körper, wenn er nicht anderweitig Verwendung findet und die Zuckerreserven voll aufgeladen sind, augenblicklich in Fett umgewandelt. Der Spruch „Zucker hüpft dir auf die Hüften“ ist somit leider wahr.

Zucker erzeugt zudem Insulinspitzen, wenn er nicht durch viel Bewegung abgearbeitet wird. Hohe Insulinspiegel sind für die Zellen ein Aktivitätssignal, um zu wachsen – und nicht zu ruhen und zu entgiften.

Viel Zucker führt also zu viel Insulin, viel Wachstum, viel Power. Die Problematik dabei: Hohe Insulinspitzen fördern Wachstumsfaktoren[98], und diese Wachstumsfaktoren fördern die Freisetzung von Entzündungszellen, sogenannten Inflammasomen[99]. Kurz gesagt: Viel Insulin führt letztendlich zu viel Entzündung. Insulin ist neben den Sauerstoffradikalen (ROS) also der zweite Entzündungstreiber.

Wer viel Zucker zu sich nimmt, fühlt sich kurzfristig zwar gut, nährt aber die stillen Entzündungen in seinem Körper, die ihm langfristig zu schaffen machen.

Botenstoffe aus dem Gleichgewicht

Viele Menschen leiden unter ihrem schmerzenden Bewegungsapparat. Der Rücken tut weh, die Wirbelsäule bereitet immer wieder Probleme. Als Orthopäde sehe ich viele Röntgen- und Magnetresonanztomografie-Bilder[100] von Schmerzpatient:innen. Dabei fällt auf, dass Menschen mit Bewegungsmangel und einem gestörten Zucker- und/oder Fettstoffwechsel oft stärkere Abnützungserscheinungen haben als Leidensgenoss:innen, die sich körperlich viel bewegen. Jahrelang habe ich als Arzt versucht, die Beschwerden der Betroffenen rein symptomatisch mit antirheumatischen Substanzen zu behandeln. Trotz guter Wirksamkeit dieser Präparate kommt es über längere Zeiträume zu beträchtlichen Problemen. Antirheumatika[101] in der Daueranwendung sind vor allem bei älteren Menschen äußerst problematisch. Häufige Nebenwirkungen sind Wassereinlagerungen mit der Möglichkeit des Nierenversagens, Magenschmerzen, Gastritis bis hin zur Magenblutung bei Magengeschwüren, Bluthochdruck und Schlaganfall. Kurzfristige Therapien mit diesen Substanzen sind zwar effektiv, entzündungs- und damit auch schmerzhemmend, je länger man mit Antirheumatika behandelt, desto eher entstehen jedoch die beschriebenen Nebenwirkungen. Vielfach sind bei Antirheumatika auch Magenschutz-Präparate[102] zu nehmen, was wiederum den Säuregehalt des Magens verändern und bei längerfristiger Anwendung weitere Nebenwirkungen auslösen kann. Werden Antirheumatika und Magenschutz länger als sechs bis acht Wochen eingenommen, können zusätzlich durch eine mangelnde Kalziumaufnahme im „entsäuerten Magen" Osteoporose und in den darunter befindlichen Darmpassagen eine Störung des Mikrobioms, eine sogenannte Dyspepsie[103] (schlechte Verdauung), entstehen.

Wirbelsäulenprobleme sollte man auch unter dem Aspekt von chronischen Entzündungen betrachten. Wenn man zum Thema Fasten und

Entzündungen recherchiert, gelangt man rasch zu den Zytokinen[104]. Das sind körpereigene Substanzen, die von Zellen des Immunsystems produziert werden und eine Rolle bei der Steuerung der körpereigenen Abwehr spielen. Es handelt es sich dabei um Botenstoffe, die Informationen von einer Zelle an eine andere Zelle des Immunsystems oder von einem Organsystem zum anderen übermitteln. Jedes Gewebe hat eine bevorzugte Art von Zytokinen. Bei der Muskulatur spricht man von Myokinen, beim Fettgewebe von Adipokinen und bei der Leber von Hepatokinen[105]. All diese Zytokine dienen der internen Kommunikation des Körpers und der Feinabstimmung unserer großen Organsysteme, ohne dass wir Menschen das Geringste davon mitbekommen.

Myokine[106] und Adipokine[107] wirken bei einer gewissen Zusammensetzung entzündungshemmend. Wird die Muskulatur ausreichend lang und ausreichend intensiv bewegt, so wird ein gewisses Profil an Myokinen ausgeschüttet. Das Fettgewebe, das bei starker und andauernder Muskelaktivität ebenfalls stark beansprucht wird, hat ein eigenes Profil von Adipokinen. Beim braunen Fett spricht man von BATokinen (BAT = Brown oder Beige Adipose Tissue); diese helfen, die Entzündung im Körper klein zu halten.

Es gibt entzündungsfördernde und entzündungshemmende Zytokine – sie befinden sich im Idealfall in einem Gleichgewicht. Wenn das Gleichgewicht und damit das Zusammenwirken entzündungsfördernder und entzündungshemmender Zytokine gestört ist, kann es zu schwerwiegenden Erkrankungen kommen. Bei einem Überschuss von entzündungsfördernden oder einem Mangel an entzündungshemmenden Zytokinen entsteht eine chronische Entzündung[108].

Betrachtet man die Wirbelsäulen von Menschen mit Metabolischem Syndrom, welche meist auch eine Entzündung aufweisen, kann man oft fortgeschrittene Bandscheibendegenerationen erkennen. Im Laufe der Jahre kann es in einigen Fällen auch zu breiten Knochenverbindungen (Knochenspangen) zwischen den einzelnen Wirbeln kommen, und in seltenen Fällen sieht man eine komplette Fusion oder Verbindung fast aller Wirbel im Sinne des Morbus Forestier[109] (sogenannte Zuckergusswirbelsäule). Visfatin[110], ein Adipokin aus dem viszeralen Fett (Bauchfett), steht im Verdacht, für diese oft schmerzhafte Versteifung der Wirbelsäule verantwortlich zu sein.

Lebensstil ist entscheidend

Manche Betroffene sehen die schädlichen Auswirkungen von Bewegungsmangel und zuckerlastiger Ernährung nicht. Sie verharren bei der anfangs so hilfreichen Therapie mit Antirheumatika und denken nicht über Bewegung und Ernährungsumstellung oder Fasten nach.

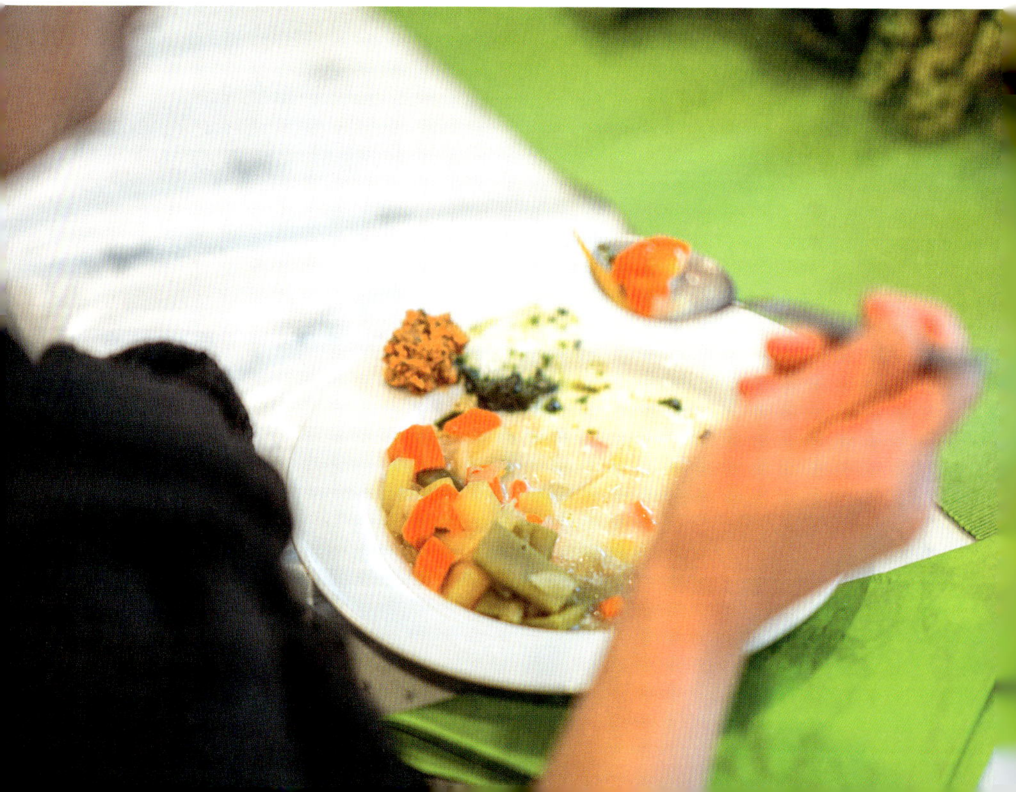

So entsteht in vielen Fällen eine gesundheitlich explosive Situation. Lässt man die Antirheumatika weg, beginnen die Entzündungen, Einsteifungen und Beschwerden erneut. Nimmt man diese Medikamente dauerhaft ein, muss man mit beträchtlichen Nebenwirkungen und einer Gefährdung der Gesundheit rechnen. Diese Problematik vieler Menschen im Alter von 50 plus sehe ich jeden Tag in meiner Ordination. Der Ausweg liegt darin, dass man zuerst Akut-Medikamente nimmt und danach auf Verhaltensänderung setzt.

Ich denke, Ärzt:innen sollten ihren Patient:innen an diesem Punkt die ganze Wahrheit zumuten und nicht automatisch zur Dauermedikation übergehen. In unserem Schmerzkompetenzzentrum ist eine Diätassistentin als Ansprechpartnerin vor Ort, sodass die Ernährungsumstellung oder das Fasten besprochen und direkt umgesetzt werden können. Bei dieser Ermutigung unserer Patient:innen zur Verhaltensänderung spielt auch unser regelmäßiges Angebot von Fastenseminaren in der Vorweihnachts- und Osterzeit eine entscheidende Rolle. Unsere Patient:innen wissen: Dieses Team redet nicht nur von Ernährung und Fasten, es setzt die Worte auch in Taten um.

Bei Bandscheibenproblemen, die auch von stillen Entzündungen begleitet werden, empfiehlt sich zudem moderater Ausdauersport. Das Training sollte anfangs aber nur jeden zweiten bis dritten Tag stattfinden, um der Regeneration genug Zeit zu geben.

Fasten und Bewegung wirken ganz entscheidend auf die Zusammenarbeit der Zytokine von Fettgewebe und Muskulatur. Eine funktionell gute und aktive Muskulatur sowie braunes Fettgewebe sind für die Gesundheit eines Menschen von immenser Bedeutung.

Statt langfristig Antirheumatika einzunehmen, sollte man mit seiner Ärztin oder seinem Arzt des Vertrauens über Bewegung, Ernährungsumstellung und Fasten sprechen.

Teil 3

Fasten als Jungbrunnen für die Zellen

Fasten wirkt auf mehreren Ebenen verjüngend auf die Zellen. Im Folgenden wird die Rolle der Autophagie und der Telomere beleuchtet.

Autophagie: Zellreinigung und Zellverjüngung

Wenn wir im Urlaub einen schönen Strand entlanggehen, um Natur und Panorama zu genießen, kann es sein, dass angespülter Müll das Bild empfindlich stört. Ja, es kann uns richtig schmerzen zu sehen, wie leichtfertig der Mensch mit seiner Ressource Umwelt umgeht. Wir spüren auch, dass das nicht so weitergehen kann, fühlen uns aber gleichzeitig ohnmächtig, hilflos. Was können wir gegen die Vermüllung der Welt tun? An den entferntesten Stränden, auf den höchsten Bergen, ja angeblich selbst im Weltraum – überall Müll!

Doch nicht nur im Außen haben wir ein Müllproblem, im Körper sieht es nicht viel besser aus. Denn auch unsere Zellen leiden unter Vermüllung. Oft sind es sogar richtige Müllberge, so wie man sie in Städten sieht, wenn die Müllabfuhr streikt. Man kommt nicht mehr durch die Straßen, überall Schmutz und Gestank. Man erinnere sich an die Bilder aus dem Süden Italiens, wo die Mafia die Müllentsorgung blockierte. Oder denken wir an ein Stiegenhaus, das mit Kartons, alten Fernsehern oder Staubsaugern vollgestellt ist. Wenn wir nachts verschlafen das Stockwerk passieren wollen, kann das böse enden. Wir stolpern und stürzen die Treppe hinunter, weil uns das Gerümpel im Wege steht.

Vermüllung der Zellen

Eine Zelle ist wie eine Kleinstadt aufgebaut – da gibt es (sinnbildlich gesprochen) Straßen und Leitungen, Verwaltungsgebäude und Industrieanlagen. Menschliche Zellen sind 100-mal größer als Bakterien. Sie sind wahre Wunderwerke, etwa 15.000 chemische Prozesse pro Sekunde spielen sich in ihnen ab. Wir nehmen unseren Körper zwar als feste Materie wahr – in Wirklichkeit ist er aber Energie und Dynamik.

Auch in unseren Zellen befindet sich viel Müll. Man könnte es so beschreiben: Auch hier stockt der Verkehr, die Autos stecken im Stau wie in der Rushhour, es gibt kaum ein Weiterkommen. Der Grund: Beschädigte Zellbausteine, wertlose Proteinreste und andere Abfallprodukte blockieren den Weg. Zudem können Zellteile durch ein Zuviel an Energie beschädigt werden. So führen Sauerstoffradikale[111] aus den Zellkraftwerken zu einer Verbrennung von Fetten und Proteinen und verursachen auch DNA-Schäden[112] (die DNA ist der Träger der Erbinformation, ein genetischer Datenspeicher).

Dieser Müll ist nicht zu unterschätzen. Der Mensch besteht aus rund 100 Billionen Zellen – er ist eine riesige Zellmaschinerie, in der ständig Abfallprodukte anfallen. Der entscheidende Punkt dabei ist, dass der Abfall die Zellregeneration und Zellreparatur stört und zu einem beschleunigten Alterungsprozess führt.

Zellreinigung durch Recycling

Zum Glück sind die Körperzellen in der Lage, Recycling zu betreiben. Sie nutzen den Zellmüll als Brennstoff, wenn die Energiereserven zur Neige gehen. Sie verwenden die kaputten, nicht mehr brauchbaren Bausteine zum Wiederaufbau neuer Zellkomponenten.

Und hier kommt die Autophagie[113] ins Spiel. Autophagie bezeichnet den natürlichen Prozess der Zellerneuerung[114], -reinigung und -regeneration. Lange Zeit glaubte man, dass es sich dabei um einen eher unbedeutenden Prozess handelt. Mittlerweile weiß man aber, dass die Autophagie einen der wichtigsten Prozesse im menschlichen Körper darstellt. Sie macht die Zelle wieder jünger, dynamischer und damit leistungsfähiger.

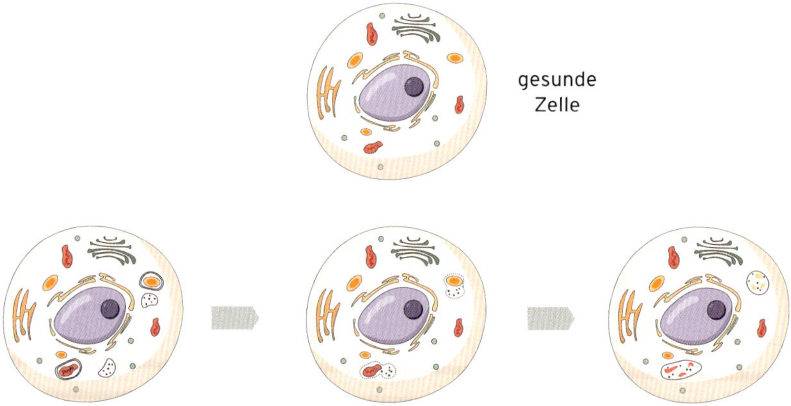

Autophagie: Zellrecycling innerhalb einer Zelle

Wir wollen die Sache veranschaulichen: Was würde der Kapitän eines alten Dampfschiffes machen, wenn ihm fünf Seemeilen vor dem nächsten Hafen die Kohle ausgeht? Keinesfalls würde er das Steuerrad oder das Heckruder zersägen und in den Heizkessel werfen. Er würde wahrscheinlich im Schiffsbauch nach alten Seilen, Altholz und Müll suchen lassen; Materialien, die sich zum Verheizen eignen.

Ähnlich verhält sich die Körperzelle, wenn es ihr in Zeiten der Not an Energiezufuhr mangelt. Wenn man längere Zeit nichts gegessen hat, dann fangen die Zellen an, sich von unnötigem Ballast zu „ernähren". Wie der Japaner Yoshinori Ohsumi[115] zeigen konnte (er erhielt wie bereits berichtet 2016 für seine Grundlagenforschung zur Autophagie, also zum Zellrecycling, den Nobelpreis für Medizin), hat eine Zelle die Fähigkeit, kleine Doppelmembranen zu bilden, die wie Müllsäcke kaputtes, beschädigtes Zellmaterial einsammeln und umschließen. Der eingesammelte Inhalt wird in Lysosomen[116] gekippt – das sind größere Säcke oder Eimer, die mit Enzymen gefüllt sind. Diese Enzyme lösen dann die nicht mehr funktionierenden Zellbestandteile in Einzelteile auf, die teilweise wiederverwertet oder der

Verbrennung und damit der Energiegewinnung zugeführt werden. Einfach und genial.

Lange Zeit wurde dieser Vorgang der Resteverwertung, des Recyclings lediglich als Notlösung des Körpers betrachtet, die den Zellen dabei hilft, Hungerperioden zu überstehen. Inzwischen weiß man aber, dass Autophagie nicht nur ein Notfallsystem bei Energiemangel ist, sondern darüber hinaus der ständigen Reinigung und Erneuerung der Zellen dient.

Das Problem dabei ist lediglich das Verhalten des modernen Menschen: Die Zellen reinigen sich nur dann, wenn die Energie knapp wird – ähnlich wie beim Dampfschiff, wo nur dann nach verwertbarem Brennmaterial gesucht wird, wenn die Kohle ausgeht.

Das bedeutet: Wird dem Körper ständig Energie durch Essen zugeführt, sehen sich die Zellen nicht dazu veranlasst, die nötige Resteverwertung durchzuführen. Denn der Körper fährt die Autophagie erst dann richtig hoch, wenn die Glykogenspeicher (gespeicherte Kohlenhydrate in den Zellen verschiedener Organe)[117] geleert sind und keine Kohlenhydrate mehr als Brennstoff für die Zellen zur Verfügung stehen.

Der Recyclingmechanismus[118] setzt also abbauende Prozesse im Körper voraus. Bevor sich eine Zelle erneuern kann, müssen zuerst beschädigte Zellbausteine abgebaut werden. Eine Zellwartung funktioniert erst nach Beseitigung des Zellmülls.

Für die Praxis: Eine häufige und beträchtliche Zufuhr von Kohlenhydraten durch Zucker, Brot, Nudeln, Reis, Kartoffeln und Süßigkeiten hemmt die Autophagie.

Dies gilt umso mehr, wenn man sich körperlich wenig bewegt und die Kohlenhydrate nicht durch Sport abbaut. Bekommt der Körper nur selten die Chance, beschädigte Zellbausteine abzubauen, häufen sich diese Schadstoffe in den Zellen an. Auf lange Sicht kann das zur Funktionsuntüchtigkeit betroffener Zellen beitragen.

Zellrecycling durch Fasten

Autophagie gewährleistet den Erhalt gesunder Zellen. Nur die ständige Instandhaltung, der Abbau beschädigter Zellteile und die anschließende Reparatur ermöglichen die Aufrechterhaltung der Zellfunktionen. Vermüllung dagegen blockiert die Zellfunktionen und ist schädlich, auch wenn wir sie nur sehr unspezifisch spüren.

Die gute Nachricht: Wir sind ihr keinesfalls hilflos ausgeliefert. Denn wir können fasten und damit unseren Organismus zwingen, den Prozess der Autophagie, das Zellrecycling, diese besondere Art der Müllverwertung, zu starten. Dies gelingt, indem wir die Kalorienzufuhr drosseln – so wird etwa beim Saftfasten (man trinkt dabei mehrmals täglich ein Glas frisch gepressten Obst- oder Gemüsesaft)[119] die Gesamtzufuhr an Kalorien am Tag auf ca. 25 Prozent des Grundumsatzes (Energiemenge, die ein Mensch in Ruhe pro 24 Stunden benötigt) reduziert. Bei einem durchschnittlichen Grundumsatz von 1600 bis 2000 kcal (Kilokalorien) sind das 400 bis 500 kcal pro Tag – das ist sehr wenig.

Kurze Zeiten der Kalorienreduktion sind keinesfalls schädlich. In der Evolution stand dieses Notprogramm sogar auf der Tagesordnung. Immer schon galt es lange Zeiten ohne Nahrung zu überstehen, etwa in der kalten Jahreszeit oder bei einer Dürre. Für die heutigen Menschen im Bürobetrieb, ohne Bewegungsprogramme und spezielle Diäten oder Fasten sieht das gänzlich anders aus. Eine nennenswerte Fettverbrennung findet nicht mehr statt. Und ohne diesen „Mangelstoffwechsel" gibt es keine Autophagie, kein Recycling und keine Zellreinigung.

Das Wissen über den Zusammenhang von Energieversorgung und Müllentsorgung ist in der Bevölkerung noch kaum angekommen. In der Medizin gibt es Versuche, die Wirkungen von Fasten, Diäten, Bewegung und Regeneration mittels Medikamenten (moderne Antidiabetika) nachzuahmen, die Ergebnisse sind jedoch bescheiden. Und das ist wenig erstaunlich, denn die biochemischen Zusammenhänge sind äußerst fein gesteuert, sodass medikamentöse Therapien meist mit Nebenwirkungen verbunden sind. Der Stein der Weisen ist somit kein Medikament, sondern unsere Überwindung, die richtigen Dinge zu tun.

Tatsächlich aktiv werden

Yoshinori Oshumi beobachtete bei Hefekulturen[120], dass ein zeitversetztes Ernähren (also Fasten) der Hefepilze zu Blasenbildung im Zellplasma führt. Er sah, dass diese Hefekulturen deutlich länger überlebten. Dass seine Grundlagenforschung zur Autophagie einmal derart bedeutend werden sollte, konnte er damals nicht ahnen. Er hat der Menschheit etwas ganz Wesentliches geschenkt: das Verständnis für die Reinigung und Verjüngung[121] der Zellen. Wir können und sollten nun verstehen, dass die Beseitigung unserer „internen Umweltverschmutzung" unsere Aufgabe ist. Wir sollten handeln, uns anstrengen und innere Widerstände überwinden.

Im Idealfall heißt das: zweimal im Jahr eine Fastenwoche einlegen. Zudem nicht ständig essen, denn viele kleine Mahlzeiten über den Tag verteilt verschärfen das Problem. Der Insulinspiegel ist dann dauerhaft hoch, was die Autophagie hemmt. Eine gute Möglichkeit, diese anzukurbeln, ist auch das Intervallfasten.[122] Dabei werden während 16 Stunden am Tag keine Kalorien zugeführt. Da bereits nach 10 bis 12 Stunden die Zuckerspeicher aufgebraucht sind, kommt unser Stoffwechsel auch beim Intervallfasten[123] in die gesunde Fettverbrennung. Es sorgt dafür, dass das ständig nötige „Ausmisten" auf

Zellebene[124] dauerhaft auf einem hohen Niveau gehalten werden kann. Der Körper bekommt durch Intervallfasten die nötige Zeit, um sich regelmäßig von Zellresten zu befreien und sich zu regenerieren.

Neben dem bewussten Nahrungsverzicht von Zeit zu Zeit sollte man auch regelmäßig Sport treiben. Dadurch benötigt der Körper weniger Insulin für die Verdauung, wodurch der gesamte Organismus entlastet wird.

Durch Autophagie reinigen sich die Zellen selbst. Fasten wirkt als Turbo für das Zellrecycling und macht die Zellen wieder jünger, dynamischer und leistungsfähiger.

Telomere – Schnürsenkel des Lebens

Manche Menschen wirken selbst mit 70 Jahren wie das blühende Leben und bleiben von Erkrankungen verschont. Andere wiederum sehen bereits mit 50 Jahren ziemlich alt aus und leiden an vielerlei Alterserkrankungen. Warum das so ist, hängt von verschiedenen Faktoren ab. Ein gut erforschter Faktor sind die Endstücke unserer Chromosomen – die Telomere[125].

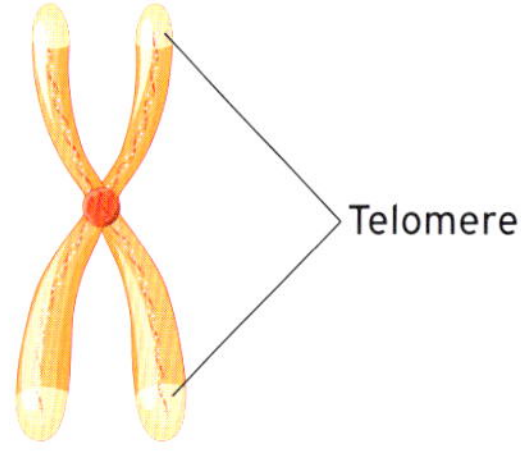

Telomere: die Endstücke unserer Chromosomen

Wie die Nobelpreisträgerin Elizabeth Blackburn herausfand und in ihrem Buch „Die Entschlüsselung des Alterns“[126] anschaulich beschreibt, spielt die Länge der Telomere beim Alterungsprozess des Menschen und bei seiner Gesundheit eine bedeutende Rolle. Je schneller die Telomere verschleißen, desto schneller altert der Körper und desto weniger sind eventuell die Jahre, die er in Gesundheit leben kann.

Telomere sind kurze und sich vielfach wiederholende DNA-Sequenzen an den Enden unserer Chromosomen. Sie sind für die Stabilität der Chromosomen – und damit unserer Gene – in den Körperzellen mitverantwortlich. Telomere sind mit einer speziellen Schutzkappe aus Proteinen umgeben.

Man kann sich das wie einen Schnürsenkel vorstellen: Telomere sind die Endstücke des Senkels, die mit Schutzkappen[127] versehen sind. Dieser Schutz soll, ähnlich wie die Plastikverstärkung eines Schnürsenkels, ein „Ausfransen“ unseres Erbguts verhindern.

Die Länge der Telomere ist wichtig

Die Länge der Telomere ist ein Zeichen für die Vitalität einer Zelle. Mit jeder Zellteilung verkürzen sich die dazugehörigen Telomere ein wenig. Die Geschwindigkeit der Telomer-Verkürzung[128] ist ein Indikator dafür, wie schnell wir altern und wie lange die Gesundheitsspanne in unserem Leben im Moment ist – das bedeutet, wie lange wir in Gesundheit leben können.

Telomere bestehen aus rund 6000 Basenpaaren (Elemente der DNA)[129]. Mit jeder Zellteilung gehen etwa 150 Basenpaare verloren und so endet das Zellleben nach etwa 40 Teilungen. Danach wird die Zelle entweder entsorgt (Apoptose) oder sie bleibt bestehen und altert. Mithilfe von ultrahochauflösender Mikroskopie konnte man zeigen, dass die Telomere eine Schleife machen. Diese Schleife ist von großer Bedeutung. Je kürzer das Telomer ist, desto schlechter kann eine solche Schleife gebildet werden – ähnlich wie sich bei einem zu kurzen Schnürsenkel nur schwer eine Schleife machen lässt. So erkennt die Zelle, wann es mit ihr zu Ende geht.

Einflussfaktor Lebensstil

Nach heutigem Wissen kann ein Mensch unter optimalen Bedingungen rund 120 Jahre alt werden, das entspricht in etwa der natürlichen Grenze unseres Lebens.

Die Länge der Telomere spielt beim Altern des Körpers eine wichtige Rolle. Der Lebensstil scheint einen wesentlichen Einfluss auf diese Länge zu haben. So können verschiedene Botenstoffe des Körpers einen Einfluss auf eine Verkürzung, aber auch auf eine Verlängerung bzw. Regeneration der Telomere haben.

Kürzere Telomere erhöhen das Risiko, Alterskrankheiten wie Atherosklerose oder Diabetes zu bekommen. Verschiedene Faktoren[130] können zu einer deutlichen Verkürzung der Telomere führen. Dazu gehören Rauchen, chronischer Stress[131], psychiatrische Erkrankungen (z. B. Depression), Bewegungsarmut[132], wenig Schlaf[133], ungesunde Ernährung, Alkohol und Umweltgifte. Durch diese schädigenden Faktoren teilen sich bestimmte Körperzellen häufiger. Mit jeder Teilung verkürzen sich die Telomere, sodass die Zellen schneller altern. Längere Telomere hingegen können die Zeitspanne, in der ein Mensch gesund bleibt, verlängern.

Darauf, wie stark sich die Telomere verkürzen und wie rasch das vor sich geht, hat der Mensch wesentlichen Einfluss: durch seinen Lebensstil. Es ist von entscheidender Bedeutung, was wir tun und wie wir es tun; was und wie viel wir essen, ob wir meditieren und auch, ob wir fasten.

Pflegen wir also unsere Telomere!

Durch Beachtung der folgenden Punkte können wir unsere Gesundheit fördern und einem vorzeitigen Altern entgegenwirken:

Fasten: Das Enzym Telomerase verhindert die vorzeitige Verkürzung der Telomere. Die Aktivität der Telomerase ist stark von Stress abhängig. Damit ist Zellstress wie ROS (Reactive Oxygen Species)[134], aber auch psychischer Stress gemeint. Fasten reduziert ROS und ist somit hilfreich bei der Erhaltung der Telomerlänge.

Ernährung: Insulinresistenz, oxidativer Stress und Entzündungen dürften zur vorzeitigen Verkürzung der Telomere beitragen und gelten somit als entscheidende Einflussfaktoren auf die Zellalterung. Gezielte Ernährung kann die Verkürzung der Telomere verlangsamen.

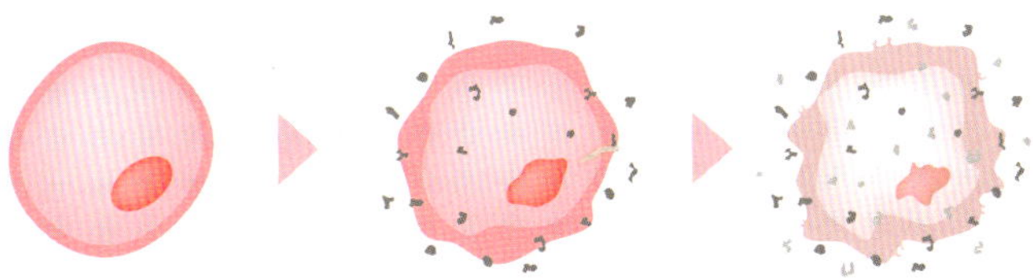

Oxidativer Stress und seine Auswirkung auf unsere Zellen

Telomerfreundliche Lebensmittel: Gemüse, Obst, Hülsenfrüchte, Meeresalgen, Fisch, Vollkornprodukte, Nüsse, Samen, grüner Tee, Kaffee. Auch ausreichende Pausen zwischen den Mahlzeiten sind sinnvoll. Negativ: Junkfood, zuckerhaltige Nahrungsmittel und Getränke, rotes und verarbeitetes Fleisch, Weißbrot, Fertigprodukte, hoher Alkoholkonsum.

Sport: Bewegung und Sport führen zu längeren Telomeren. Umgekehrt kann Bewegungsmangel zu einer deutlichen Verkürzung führen. Studien zeigen, dass ständiges und langes Sitzen sich sehr negativ auf die Telomere auswirkt. Man sollte daher in den Alltag möglichst viel Bewegung einbauen.

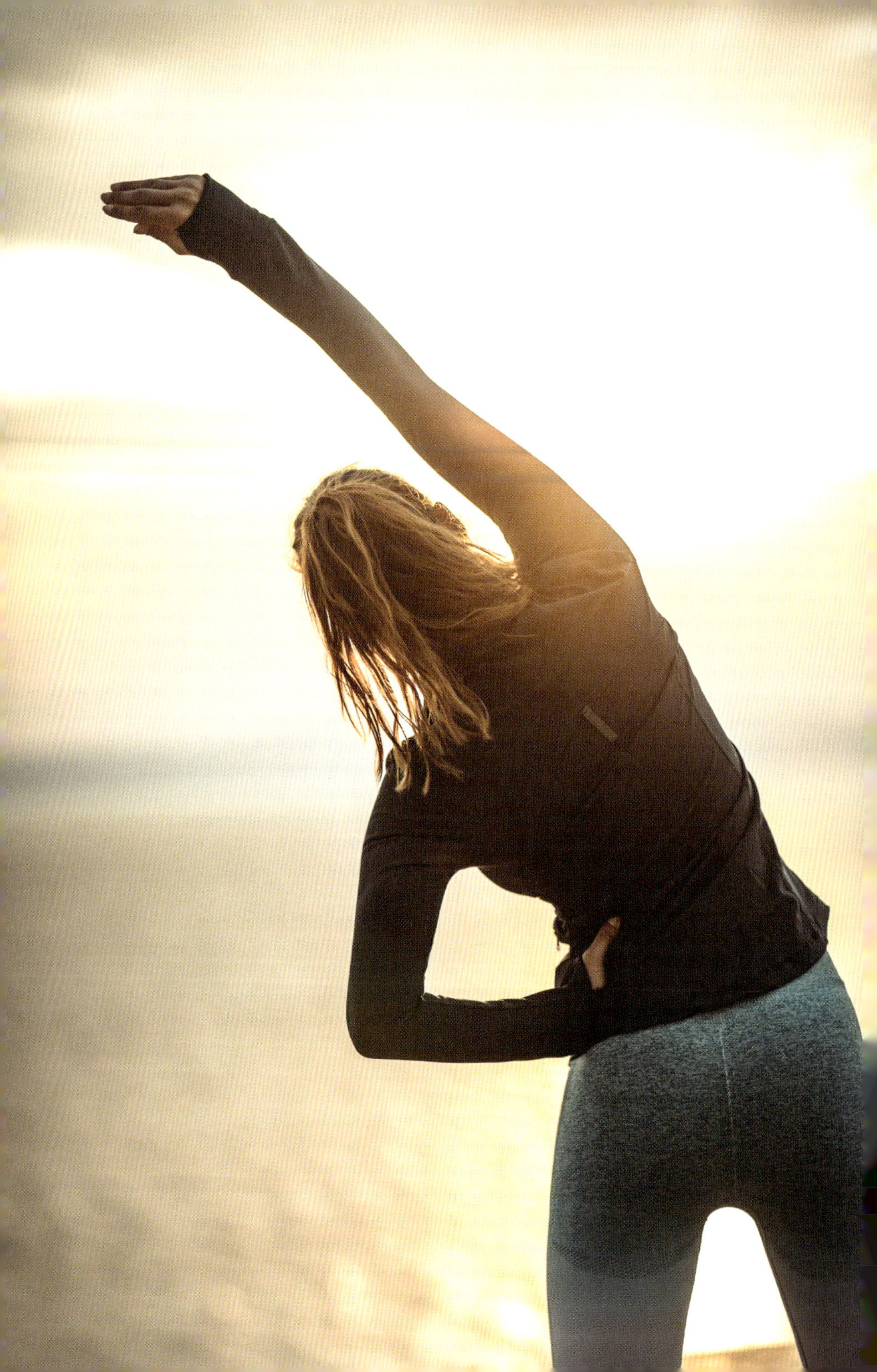

Schlaf: Wichtig ist ausreichender und erholsamer Schlaf. Mindestens sieben Stunden sollte man sich pro Nacht gönnen.

Soziale Beziehungen: Eine gute Beziehung, gute Freundschaften und sozial bereichernde Aktivitäten wirken sich nachweislich positiv auf die Telomerlänge aus.

Umwelt: Eine unbefriedigende Wohnsituation, Lärm und mangelnde Sicherheit lassen Telomere tendenziell schneller kürzer werden. Wer dagegen im Grünen, in Ruhe und Sicherheit lebt, lebt Telomerfreundlich. Umweltgifte meiden! Abgase und Chemikalien im Haushalt (z. B. aggressive Reiniger) verkürzen die Telomere ebenfalls.

Stress und der Umgang damit

Fallweise Stress zu haben ist normal und völlig ungefährlich. Dauerstress ohne Erholungsphasen jedoch verkürzt die Telomere. Aber nicht nur die Dauer einer Stressphase ist entscheidend, sondern auch, wie Betroffene mit dem Stress umgehen. Ein Problem liegt vor allem dann vor, wenn man sich subjektiv belastet fühlt und unter der Situation leidet, aber keine Möglichkeiten findet, dem Stress entgegenzuwirken.[135] Kurze Telomere drohen, wenn man chronischen Stress „erleidet" und der Körper negativ darauf reagiert.

Wer dagegen gelassen mit Stress umgehen kann und ihn weniger als Belastung und mehr als positive Herausforderung empfindet, der nimmt dadurch kaum Schaden. Das zu lernen ist ein wichtiger Schritt zu einem gesunden und langen Leben. Wer diese Entwicklung nicht schafft, dessen Leben wird zunehmend durch Druck, Sorgen und Ängste geprägt, worunter die Telomere und die gesamte Gesundheit leiden.

Chronischer Stress[136] beschleunigt den Alterungsprozess der Zelle deutlich. So konnte beispielsweise bei der Untersuchung von pflegenden Angehörigen von Demenzpatient:innen gezeigt werden, dass der enorme Stress bei der Pflege von schwer kranken Angehörigen die Biologie der Telomere ungünstig beeinflusst.

Einstellung zum Leben

Ähnlich wie mit Stress verhält es sich mit der Einstellung zum Leben an sich. Eine negative Einstellung (wie etwa Pessimismus, Feindseligkeit) kann das Leben verkürzen. Wer ständig mit seinem Leben hadert, ohne aber etwas zu ändern, verkürzt seine Telomere und möglicherweise seine gesunde Lebenszeit. Ein achtsamer Lebensstil, eine positive Grundeinstellung und bereichernde soziale Kontakte wirken sich hingegen positiv aus.

Auch die *Einstellung* zum Altern kann dieses beeinflussen. Wenn ein Mensch Altern als etwas Natürliches sieht und den Lauf des Lebens positiv betrachtet, sind seine Telomere tendenziell länger, er altert also langsamer. Diese entspannte Einstellung bewirkt eine deutliche Stressreduktion, anders als bei einer Person, die verbissen gegen das natürliche Altern ankämpft.

Für die Erkenntnisse zum System der Telomere erhielten Elizabeth Blackburn, Carol W. Greider und Jack Szostak den Nobelpreis für Physiologie und Medizin.[137] Elizabeth Blackburn und Elissa Epel konnten mit ihrer Forschung zeigen, dass schon ganz einfache Lebensstiländerungen Einfluss auf die Telomeraktivität und damit auf unseren Alterungsprozess haben.

Die Länge der Telomere spielt beim Altern des Körpers eine wichtige Rolle. Der Lebensstil scheint einen wesentlichen Einfluss darauf zu haben. Wichtig dabei sind Ernährung inklusive Fasten, Sport, Schlaf, Entspannung, Freundschaften und die Einstellung zum Leben.

Fasten für eine geschmeidige Haut

Altern zeigt sich im Äußeren vor allem an unserer Haut, wir sehen ihre Veränderungen mit den Jahren sehr deutlich. Durch unsere Ernährung und auch durch Fasten können wir unser Hautbild beeinflussen. So zeigen jüngste Untersuchungen, dass Fasten auch hier einen positiven Einfluss haben kann, weil gewisse Buttersäuremetabolite (Ketonkörper – Vorprodukte aus Fettzellen, die zur Energiebereitstellung hergestellt werden), die beim Fasten erzeugt werden, Stammzellen[138, 139] aktivieren. Stammzellen haben die Fähigkeit, sich zu den unterschiedlichsten Zelltypen zu entwickeln, z. B. zu Hautzellen. So können absterbende Zellen ersetzt oder alternde Zellen ausgetauscht werden. Auf diese Weise kann eine Mangelernährung, wie sie beim Fasten unkompliziert zu erreichen ist, die Erschaffung von Stammzellen bewirken, die dann unsere alternden Zellen ersetzen können.

Im Laufe des Lebens geht die Geschmeidigkeit des Hautgewebes verloren. Das Gewebe verliert an Elastizität und wird gleichzeitig dünn. Wir bekommen Runzeln und Falten. Viele können sich damit nicht abfinden, für manche ist dieser Vorgang ein Schock.

Aber auch hier eine positive Nachricht: Fasten verbessert die Struktur, Festigkeit und Eigenbeweglichkeit der Zellen. Dies geschieht durch das sogenannte Remodelling des Cytoskeletts[140]. Das Cytoskelett ist ein Netzwerk aus verschiedensten Proteinen[141]. Es verleiht einer Zelle Stabilität, aber auch Beweglichkeit. Dies hier im Detail zu erklären wäre zu kompliziert. Dieser Prozess betrifft nicht nur die Elastizität und Geschmeidigkeit unserer Haut, sondern auch unserer Gefäße und schlussendlich unseres Bewegungsapparats (bei älteren Menschen wird der Bewegungsapparat immer steifer).

Wer möglichst lange ein geschmeidiges, „junges“ Hautbild möchte, probiert dies meist mit äußerlichen Maßnahmen wie dem Auftragen von Cremes und Salben. Das allein wird allerdings nicht zum Erfolg führen. Denn ebenso wichtig ist es, die Haut mittels eines gesunden Lebensstils zu unterstützen. Dazu zählen eine gesunde Ernährung und Fasten.

Absolut hautschädlich ist dagegen das Rauchen. Nikotin und Teerstoffe sind massive Zellgifte und verursachen zusätzliche Entzündungsreize. Durch Rauchen zeigen sich mit zunehmendem Alter alsbald Veränderungen an der Haut. Es schädigt auch Gefäße, Lunge, Herz, Gehirn und Knochen. Auch Rheuma, Osteoarthritis (Erkrankung der Gelenke, bei der es außerdem zum Abbau von Knorpel kommt)[142] und Osteoporose (Alterserkrankung des Knochens, die ihn dünner und poröser und somit anfällig für Brüche macht) sind möglich. Kurzum: Dieses „kleine Laster“ schädigt unseren gesamten Organismus und führt nachweislich zu einer stark reduzierten Lebenserwartung.

Durch unsere Ernährung und durch Fasten können wir unser Hautbild beeinflussen.

Fasten und das Altern

Jugend bedeutet Wachstum und Leistung. Der Körper benötigt dazu große Mengen an Energie. Es ist die Zeit des Größer-, Mehr- und Besser-Werdens – dem sollte man im Alter entsagen, um gesund zu bleiben. Denn Altern in Gesundheit benötigt viel Zeit für Regeneration sowie Reduktion und Achtsamkeit.

Auch die Ernährung sollte angepasst werden, indem man nicht ständig und im Übermaß Kohlenhydrate zuführt. Sonst kann es schleichend zu leichten und nur scheinbar unproblematischen „stillen" Entzündungen im Körper kommen. Eine solche Entzündung ist, wenn sie chronisch ist, eine schwere Bürde für jede:n von uns. Sie ist Grundlage vieler altersbezogener Erkrankungen.

Entzündungen leiten Krankheiten ein

Chronische Entzündungen sind Ursache vieler Erkrankungen des Menschen ab der Lebensmitte. Unsere hoch entwickelte Schulmedizin bietet hinsichtlich des Problems der chronischen Entzündungen jedoch nur wenig Antworten. Weder Chirurgie noch Pharmakologie werden diesbezüglich eine echte Verbesserung bringen. Es ist letztendlich der Mensch selbst, der seine Gesundheit verstehen und danach handeln kann.

Stille Entzündungen sind für viele Menschen scheinbar unvermeidlich, geradezu schicksalshaft, weil ihnen die Ursachen nicht bewusst sind. Viele meinen, man müsse nur Medikamente nehmen, um die Symptome zu bekämpfen oder den Blutspiegel (Blutfette und Zuckerspiegel) zu regulieren. Aber das ist eindeutig zu wenig. Auch der Medizinbetrieb agiert hier falsch. Man müsste die Patient:innen wesentlich mehr in Prävention[143] und Therapie einbinden. Der Versuch, nur die Symptome zu behandeln, ist zu kurz gedacht und greift nicht. Man sollte dem Menschen die volle Wahrheit zumuten und ihn ermutigen, sein gesundheitliches Schicksal selbst in die Hand zu nehmen.[144]

Die scheinbar so schwer zu behandelnden und so diffus auftretenden stillen Entzündungen sind vielfach der Grund für ein beschwerliches Leben mit allerlei chronischen Erkrankungen im Alter. Zudem verursachen sie extreme Kosten für das Gesundheitssystem. Bei fehlender

Vorsorge ist eine weitere Explosion dieser Kosten zu erwarten. Bei dieser Epidemie des 21. Jahrhunderts (Diabetes Typ 2 und Adipositas), die mit Stress, Überernährung[145] und Bewegungsmangel verbunden ist, sind Veränderungen im Umgang mit Gesundheit und Krankheit dringend angezeigt.

Menschen benötigen in gesundheitlichen Belangen sorgsame Begleitung, Beratung, sanfte präventive und milde therapeutische Maßnahmen. Dieser Zugang ist unserem Medizinapparat jedoch suspekt. Die Medizin läuft seit Langem in die falsche Richtung. Menschen werden nicht als Menschen gesehen, sondern als Patient:innen, degradiert zu Nummern mit Diagnosen, und im Anschluss werden extrem teure Behandlungen durchgeführt und dem Sozialstaat verrechnet. Warum jemand krank wird, ist weniger von Interesse. Die tieferen Zusammenhänge von Lebensstil und Gesundheit/Krankheit bleiben im Unklaren. Therapie ja, Prävention nein, das ist der aktuelle Standard. All das sollte sich möglichst rasch ändern.

Entzündungen und Alterserkrankungen

Was sind nun die Erkrankungen, die unser Altwerden so unsäglich belasten? Es sind vornehmlich die Entzündungen der Gefäße[146]. Bei der Atherosklerose kommt es zu einer Entzündung der Innenschicht der Gefäße, zu Einlagerungen und Einsteifungen der Gefäßwände und damit zu massiven Funktionseinschränkungen bei der Blutversorgung. Das führt zu den bekannten Komplikationen wie Herzinfarkt und Schlaganfall, aber auch zu Verschlusskrankheiten der Beingefäße, der Nierengefäße und auch der kleinen und kleinsten Gefäße. So kann schlussendlich auch der Knochenstoffwechsel beeinträchtigt werden und es können vorzeitig Osteoporose[147] und Arthrose entstehen.

Die Entzündung kann auch unser Gehirn befallen und Gedächtnisverlust und Demenz[148] auslösen. Die Behandlung dieser Erkrankungen und die Pflege der Betroffenen sind besonders aufwendig, da die Betroffenen oft eine 24-Stunden-Betreuung benötigen, weil sie allein nicht lebensfähig sind.

Auch die Netzhaut kann erkranken, das führt zu einer Makuladegeneration und die Betroffenen erblinden. Das Altern mit Entzündungen ist ein völlig unterschätztes Phänomen, denn es ist auch Ursache für Neurodegeneration. Dabei erkrankt unser Nervensystem an Morbus Parkinson[149], Multipler Sklerose[150] oder Polyneuropathie[151].

Auch die vermeintliche Abnützung der Wirbelsäule hat viel mit Entzündung zu tun. Denn schuld an den Problemen sind im höheren Alter nicht mehr so sehr die Bandscheiben, die Störungen aufweisen, sondern vielmehr die entzündeten Wirbelgelenke und das Fortschreiten der Osteoporose. Ein gesunder Knochen wird vielleicht mit 80 bis 85 Jahren in die Osteoporose schlittern. Besteht eine Silent Inflammation, wird dieser Zustand möglicherweise schon mit 50 erreicht.

Auch Krebs sei in diesem Zusammenhang genannt. Das Risiko, an Krebs zu erkranken, steigt mit unserem „westlich-zivilisierten" Verhalten exorbitant, in vielen Fällen ist Krebs die Antwort auf Bewegungsmangel, Stress und Überernährung.

Es geht also um viel, wenn nicht um alles. Doch man kann etwas dagegen tun. Ein wichtiger Puzzleteil ist Fasten und zeitweilige Kalorienreduktion[152], denn das wirkt Entzündungen entgegen. Wer in Gesundheit alt werden möchte, sollte in sich gehen und entscheiden, wie er mit diesem Wissen umgehen möchte. Das Belegen eines Fastenkurses ist sicherlich ein guter erster Schritt, um dann langsam die Umstellung auf ein gesundes Leben zu vollziehen. Man sollte die nötigen Verhaltensänderungen keinesfalls als Verlust und Verzicht erleben. Wer sich durch das Fasten besser fühlt, wird sein Leben gerne umstellen und wird nicht automatisch in die alten, krankmachenden Muster zurückfallen.

Altern in Gesundheit benötigt viel Zeit für Regeneration und Achtsamkeit. Auch die Ernährung sollte angepasst werden, indem man Kohlenhydrate reduziert, da es sonst schleichend zu stillen Entzündungen im Körper kommen kann. Ein wichtiger Puzzleteil ist Fasten, denn es wirkt Entzündungen entgegen.

Der Traum vom ewigen Leben

Der Jungbrunnen ist seit alters ein Traum des Menschen. Wenn die Wissenschaft in diesem Bereich Fortschritte machen würde, wäre das ein riesiges Geschäft und eine enorme Veränderung für die gesamte Menschheit.

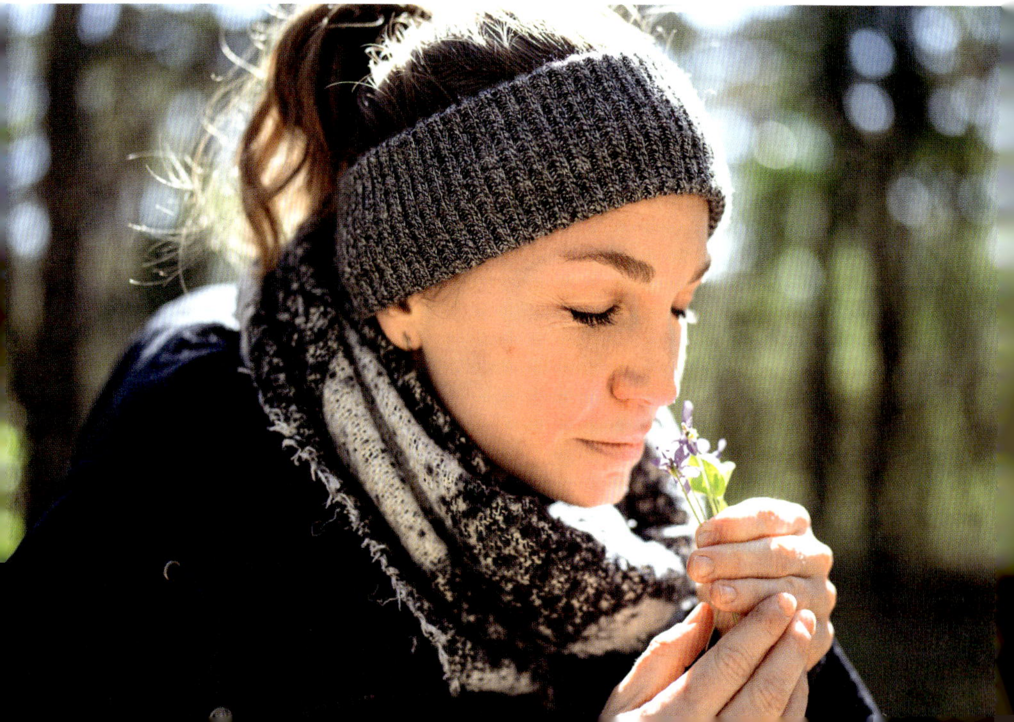

Ein kurzer Blick in die nahe Vergangenheit: Es war auf der Osterinsel (Rapa Nui) im Jahre 1994, ganz weit weg von Europa, auf der anderen Seite der Erdkugel. Wissenschaftler:innen entdeckten eine Alge, die einen Schleim produziert, der Pilze zerstört. Diese Substanz erhielt den Namen Rapamycin[153]. Sie wurde eingehend untersucht und – welch Wunder: Im Tierexperiment zeigte sich eine signifikante Anti-Aging-Wirkung[154]. Die Tiere lebten mit Rapamycin um bis zu 20 Prozent länger. Eine Sensation! Mittlerweile wurde eine Verlängerung der Lebensspanne bei Mäusen um 60 Prozent erreicht.

Dann wurde natürlich auch der Versuch am Menschen unternommen – leider brachte das eine herbe Enttäuschung, weil sich gezeigt hat, dass Menschen nach Einnahme von Rapamycin häufig eine Stoffwechselentgleisung in Richtung Diabetes erleiden.

Der Traum vom ewigen Leben war zwar geplatzt, aber man hatte die Biochemie und Zellbiologie verstanden. Die Wissenschaftler:innen wussten nun, dass Rapamycin einen chemischen Partner hatte, und man gab diesem Eiweißstoff den Namen mTOR (mammalian Target Of Rapamycin = Ziel des Rapamycins beim Säugetier). mTOR gilt als zentraler Regulator verschiedener Prozesse und beeinflusst zum Beispiel die Vermehrung von Zellen und unterstützt die Immunantwort. Es sitzt auf dem Mitochondrium, dem Energiekraftwerk der Zelle. Wenn viel Energie (viel Zucker) vorhanden ist, dann begünstigt mTOR die Synthese (den Aufbau) von Eiweißstoffen in der Zelle. Die Zelle wird also aufgebaut.

Kommt es dagegen zu einem Mangel an Energie durch Mangel an Zucker und anderen Kohlenhydraten, dann wird mTOR[155] blockiert und mTOR 1[156] führt die Zelle in die Autophagie, wohingegen die Gruppe mTOR 2[157] die Apoptose (= genetisch programmierter Zelltod) aktiviert. Apoptose[158] ist ein wichtiger Prozess bei der Entwicklung, Säuberung und Verjüngung der Zellen eines Organismus. Wird sie zum Beispiel durch ständige Überernährung und Bewegungsmangel blockiert, so ist es möglich, dass die Zelle stattdessen in die Nekrose (= unkontrollierter Zelluntergang) geht, bei welcher die Zelle mehr oder minder explodiert und im umliegenden Gewebe massive Schäden anrichtet. Auch kann es sein, dass zuvor (durch Gifte, Strahlen, Entzündungen etc.) beschädigte Zellen oder bereits entartete Zellen (Krebsvorstufe) nicht durch Apoptose abgebaut werden können. Somit bringen Überernährung und Bewegungsmangel ein vielfach erhöhtes Krebsrisiko mit sich.

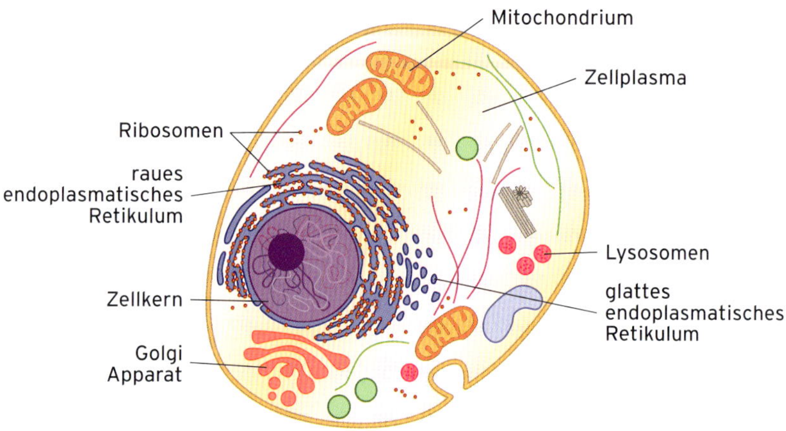

Aufbau einer menschlichen Zelle

Im Gegensatz zur Autophagie, bei der nur Zellteile recycelt werden, kommt es bei der Apoptose zu einer Zerstückelung der Zellsubstanzen in kleine Fragmente und zu einer kompletten Auslöschung der Zelle. Das Ganze erinnert ein wenig an einen James-Bond-Film mit Helikopter und daran hängender Kreissäge. Dadurch können defekte und alte Zellen ersetzt werden, ohne den Organismus zu schädigen. An der äußeren Mitochondrienmembran gibt es Eiweißstoffe, die im Fall der Apoptose Löcher in die Membran des Zellkraftwerks bohren und das Cytoplasma ausströmen lassen, was unweigerlich den Zelltod einläutet. Zuletzt zerfällt die Zelle in Teile und wird von Makrophagen (Fresszellen) verschlungen. Im Gegensatz zur Entzündung entsteht dabei an angrenzenden Zellen keinerlei Schaden. Diese komplexen Mechanismen der Zellauflösung und -auslöschung ohne Schädigung des Gesamtorganismus sind nur bei Energiemangel – wie etwa beim längeren Fasten – zu erzielen.

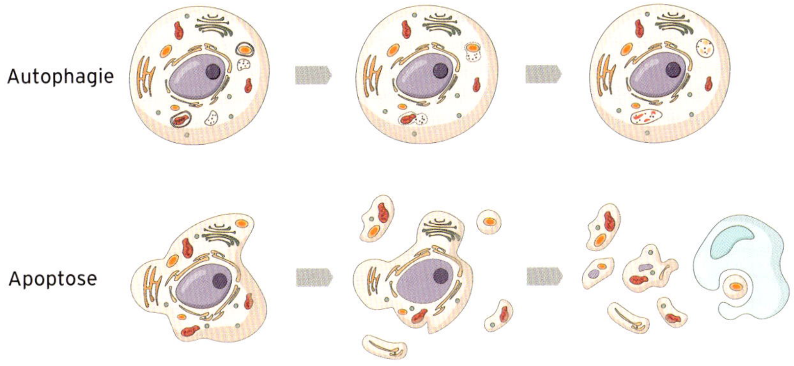

Autophagie versus Apoptose

Die Entdeckungen auf der Osterinsel haben uns zwar nicht ewiges Leben gebracht, aber viel Wissen über die hochkomplexe Zellreinigung und Zellentfernung. Diese Mechanismen sind von der Energiezufuhr abhängig. Der mTOR-Signalweg[159] ist somit ein hochsensibler, von der Energiebereitstellung abhängiger Prozess, der auf der einen Seite sehr hilfreich ist, auf der anderen Seite aber Entzündungen bis hin zum Krebs auslösen kann.

Wir wissen, dass unsere Zellen Reinigung benötigen und dass wir dies durch Fasten erreichen können. Es liegt nun an uns, das Beste aus diesem Wissen zu machen.

Teil 4

Ablauf einer Fastenwoche

Fasten als Gruppenerlebnis

Fasten bedeutet einen kompletten Umbau der Energiebereitstellung innerhalb weniger Tage. Der Körper muss dabei von Zucker- auf Fettverbrennung[160] umstellen. Für den Organismus ist das ein Schock, ein ganz besonderer Stress. Und das spürt man beim Fasten, egal, ob man es zum ersten Mal macht oder ob man bereits geübt ist. Der Vorteil von Fastenerfahrenen ist, dass sie schon wissen, wie sich die Sache anfühlt. Neulinge hingegen geraten dabei regelmäßig in Krisen, manche auch in Panik, vor allem wenn sie allein fasten. Allein zu fasten ist zwar keineswegs unmöglich – daher enthält dieses Buch auch einen einfachen Plan für das „Do-it-yourself-Fasten" (Kap. „Vorbereitung und Ablauf einer Heilfastenwoche, S. 105, und Erfahrungsbericht von Dr. Pinsger, S. 136) –, anzuraten ist das „einsame" Fasten beim ersten Fastenversuch jedoch nicht.

Allein zu fasten ist äußerst schwierig. Vor allem, wenn man nicht als Single lebt, der Rest der Familie normal isst und man die anderen vielleicht sogar bekochen soll. Es ist wirklich eine Herausforderung, zusehen zu müssen, wie alle anderen schmausen und Leckereien genießen, während man selbst Saft oder Tee nippt oder eine mit etwas Petersilie aufgepeppte klare Suppe[161] löffelt.

In der Gruppe ist die Sache ganz anders – man fühlt sich unter Gleichgesinnten richtiggehend geschützt. Man ist für einige Tage von den banalen Zwängen der Nahrungsaufnahme befreit und wird oft auch mental zum „Überflieger". Fastende heben scheinbar ab. Sie entziehen sich dem „biologischen Imperativ"[162] und den Niederungen des menschlichen Daseins. Plötzlich gehört man zu jenen, die scheinbar unüberwindbare biologische Zwänge aushebeln können – eine gewisse Überheblichkeit kann sich breit machen, man wird zum Helden, man fühlt: *Ich habe es geschafft, mein innerstes Reptil zu bändigen.* Plötzlich fühlt man sich als Kapitän auf der Kommandobrücke seines

Lebens. Man erlangt Kontrolle über seine Lüste auf Zucker, Alkohol, Speck und Nikotin und ist kein Getriebener seiner Süchte und Zwänge mehr. Zucker und Fett sind keine Feinde mehr – sie werden ab nun gemieden bzw. nur in kleinsten Mengen und richtig zubereitet konsumiert. Nahrungsaufnahme wird zur Medizin. Wie schon Paracelsus wusste: Sola dosis facit venenum. Nur die Dosis macht das Gift – so ist das auch mit Zucker und Fett.

Fasten hat eine gewisse Ähnlichkeit mit dem Pilgern – man unternimmt eine spezielle Reise. Beim Pilgern liegt das Ziel extern, beim Fasten intern. In jedem Fall hat man ein anspruchsvolles Ziel vor Augen und macht sich mit Vorfreude und vielleicht auch einem leichten Gefühl der Unsicherheit auf den Weg. Wie beim Pilgern gibt es auch beim Fasten Phasen des Schwächelns, der Demotivation und Orientierungslosigkeit. Doch hier sind es nicht hohe Pässe oder Regentage mit matschigem Untergrund, die es zu überwinden gilt, sondern es sind spezielle Krisen (Kopfschmerzen, Kreislaufprobleme, Kälte- und Schwächegefühl), die das Fasten mit sich bringt.

In solchen Phasen ist es hilfreich, wenn man nicht allein fastet, sondern in der Gruppe aufgefangen wird. Gemeinsam ist man stärker. Zudem kann das Leid geteilt werden. Gemeinsames Fasten verbindet die unterschiedlichsten Personen, ganz unabhängig von ihrer Herkunft, ihren Interessen und ihrer Bildung.

Trotzdem ist auf die Kommunikation in der Gruppe zu achten. Gewisse Regeln und das gute Kennenlernen am Anfang sind günstige Voraussetzungen für ein gelingendes Fasten. Auch wenn es altmodisch und seltsam klingen mag, sind die Regeln der Barmherzigkeit[163] eine gute Grundlage. Dieses Wort ist zwar etwas in Vergessenheit geraten, war aber über viele Jahrhunderte Grundlage des Christentums. Es kommt von „armes Herz“ (eines, das Erbarmen hat), was so viel wie „Mitgefühl haben“ heißt. Eine barmherzige Person öffnet ihr Herz fremder Not und nimmt sich ihrer mildtätig an. Diese

Nächstenliebe sollte auch bei Fastengruppen Anwendung finden. In der Fastengruppe geht es dabei weniger um materielle Zuwendung als vielmehr um Toleranz, Akzeptanz, Zuhören und Beistehen, wenn es dem Gegenüber einmal schlecht geht, wenn seelische und körperliche Einbrüche spürbar werden. In gut abgestimmten Gruppen tragen die Mitglieder einander erfolgreich ans Ziel. Es ist dann wie in einer intakten Familie – zusammen schaffen es alle. Der gemeinsame Weg verbindet und er versöhnt auch, denn jede:r leidet beim Fasten auch ein wenig – und zuletzt ist jede:r, der:die es geschafft hat, für sich und die anderen ein:e Held:in.

Gemeinsam ist man stärker. In der Gruppe fällt das Fasten wesentlich leichter als allein zu Hause.

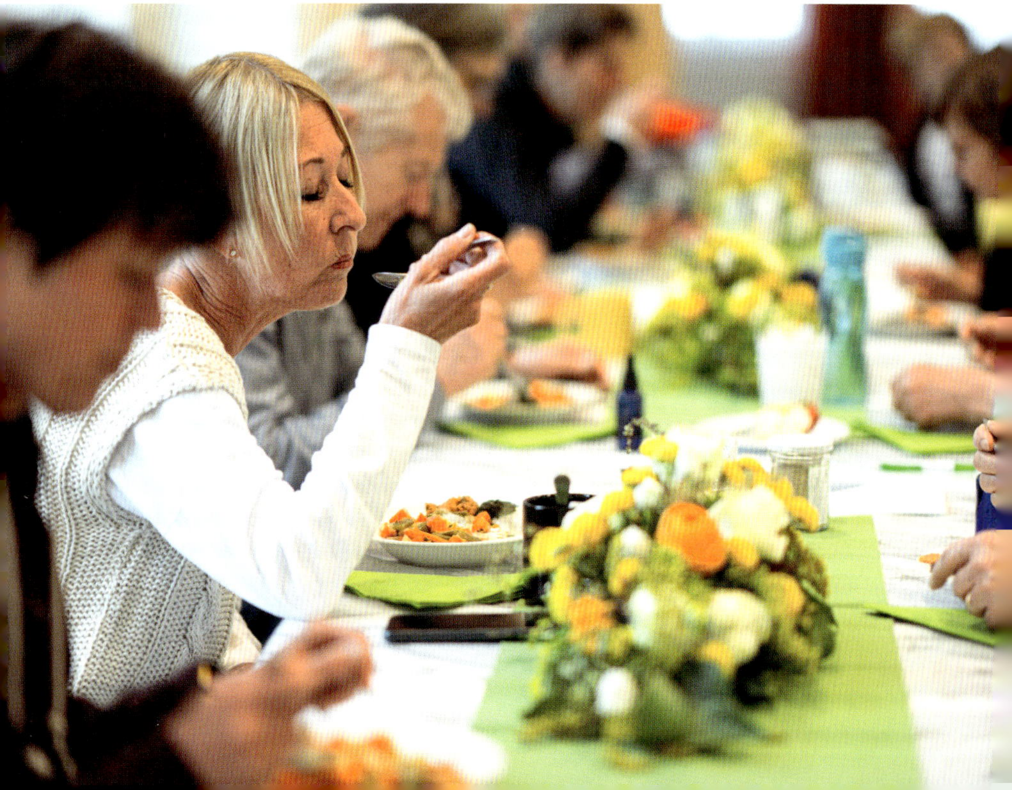

Fasten prägt

Je öfter man fastet, desto nachhaltiger kommt es zu grundlegenden Gesinnungsänderungen. Fasten prägt den Menschen. Wer regelmäßig in der Gruppe fastet, stimmt sich unterbewusst bereits zwei bis drei Wochen davor darauf ein. Dann folgt die Fastenwoche mit Vorträgen und Impulsen und danach der langsame Nahrungsaufbau über zwei bis drei Wochen. Die ganzheitlichen Wirkungen des Fastens dauern sogar zwei bis drei Monate an.

Wenn man zweimal im Jahr fastet, profitiert man insgesamt rund sechs Monate von den Veränderungen.

Die Fastengruppe bildet mit der Zeit eine Einheit. Dennoch ist klar, dass jede:r Einzelne an einem anderen Punkt der Reise steht und von der Gruppenleitung oder von Fastenerfahrenen dort abgeholt werden muss, wo er:sie gerade ist. Wenn man am Schluss eines Fastenkurses fragt, was jemanden am meisten beeindruckt hat oder was die wichtigste Erfahrung war, so kommen oft ganz unterschiedliche Antworten (siehe die Erfahrungsberichte hier im Buch ab S. 122).

Im Gegensatz zu einer gezielten Therapie, wo eine Krankheit, ein Symptom behandelt werden soll, ergibt sich beim Fasten die Möglichkeit von unterschiedlichsten Entwicklungen. Wahrscheinlich kann man gar nicht oft genug fasten, um alle Möglichkeiten der Veränderung, Entwicklung und Bereicherung auszuschöpfen.

Für Neofastende sind die ersten Tage eine besondere Herausforderung, da es dabei häufig zu einer „Fastenkrise“[164] kommt. In einer solchen Krise spürt der Fastenneuling[165] zuerst den Entzug von Zucker und anderen Nahrungs- oder Geschmacksstoffen, die ein gewisses

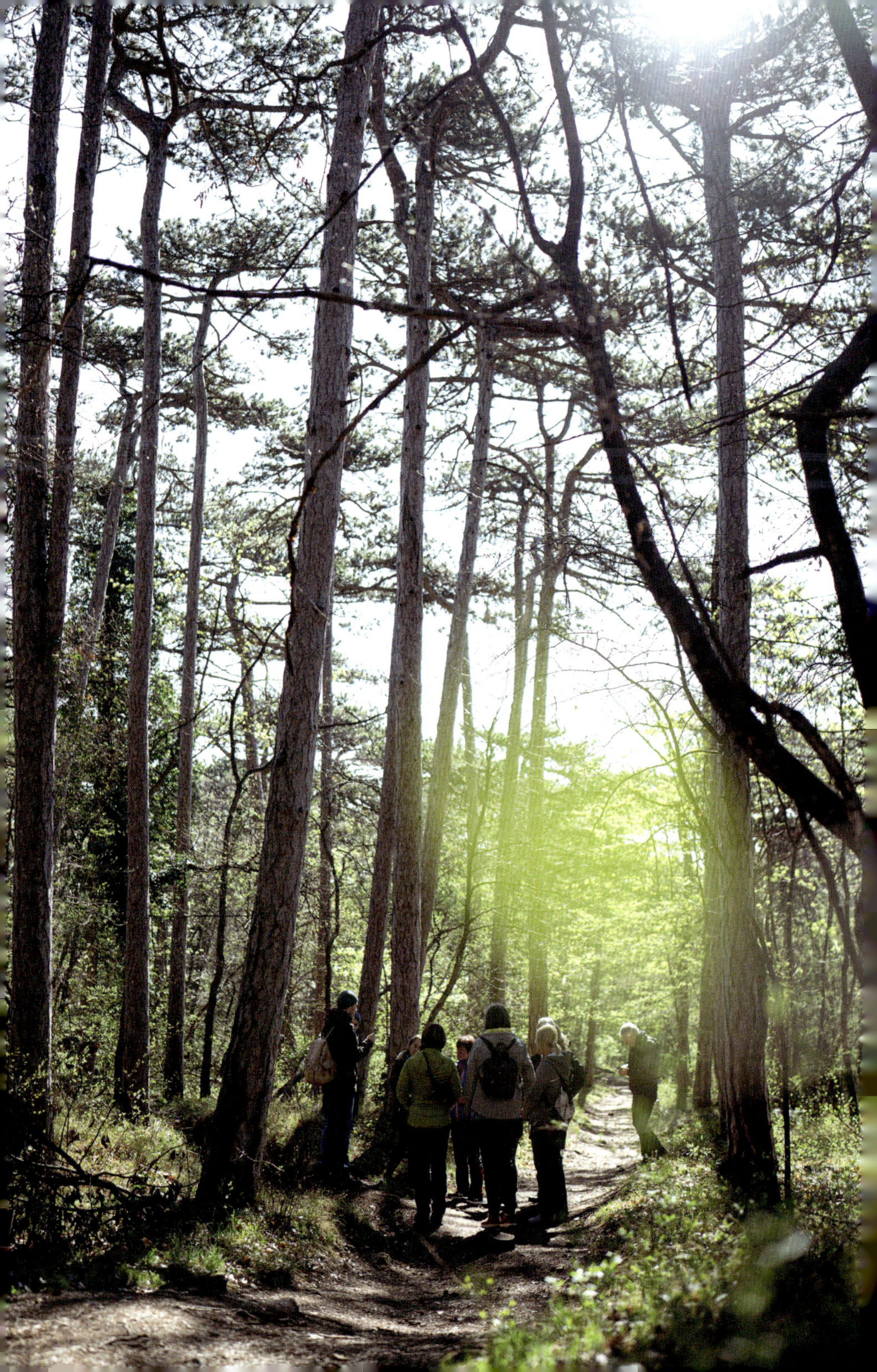

Hochgefühl oder eine Ablenkung im Alltag bieten. Das fehlt nun und man spürt, wie der Körper nach diesen so lieb gewonnenen Substanzen giert. Auch Blutzuckerspiegel und Blutdruck müssen an die neue Situation angepasst werden und der notwendige, in der Nahrung nun fehlende Zucker wird jetzt in der Leber mühevoll gebildet[166]. Für Fastennoviz:innen entstehen dadurch unerwartete und für manche beängstigende körperliche und seelische Zustände. Alle unsere Zellen in wenigen Tagen von Zucker- auf Fettverbrennung umzustellen ist eine für den Körper unerwartete und überraschende Aufgabe.

Ein Leberwickel (in Schafgarbentee getränkt) kann helfen, den nun vom Körper selbst produzierten Zucker vor allem für unsere Gehirnaktivitäten herbeizuschaffen. (Der für das Gehirn notwendige Zucker muss in der Leber gebildet werden.) Diese Zuckerbereitstellung dauert natürlich wesentlich länger als der Konsum eines schnell wirksamen Süßgetränks zwischendurch. Den Verzicht auf Zucker sind viele von uns nicht mehr gewohnt, denn zuckerreiche Getränke und Snacks gibt es heute überall und jederzeit. Statt sich einen Energydrink zu genehmigen, gibt es ungesüßten Kräutertee – für manche ist das die erste große Herausforderung. Ziehen beim Fasten Ruhe und Entspannung ein, so lösen sich die meisten gesundheitlichen Probleme wie von selbst. Blutdruck und Zuckerspiegel fallen und dadurch wird einem kälter, man wird etwas müde und das Ruhebedürfnis steigt.

Nach dem Ruhen sind gemeinsame Spaziergänge günstig – Bewegung ist der Partner einer gesunden Ernährung. Dabei es ist wirklich erstaunlich, wie leitungsfähig der Organismus beim Fasten ist.

Zurück zum Fasten in der Gruppe: Da Gruppen meist sehr unterschiedliche Personen umfassen, ist es sinnvoll, mindestens zwei Leistungsgruppen zu bilden. Jene mit eher sportlichen Ambitionen und jene, die aufgrund ihres Alters oder krankheitsbedingt nur kurze Spaziergänge meistern können.

Bewegung verbindet. Sei es beim Wandern, bei Exkursionen, bei der Gymnastik oder beim Tanzen. All das bringt Dynamik in die Gruppe. Auch Bewegungsmuffel lassen es sich meist nicht nehmen, etwa beim Gruppentanz mitzumachen, und schließen sich letztendlich auch den Wanderungen an.

Jetzt ist alles anders

Fasten bedeutet eine Ausnahmesituation. In diesem Rahmen sind viele bereit, alte Vorstellungen und Hemmungen fallen zu lassen. Nach dem Motto: Jetzt ist einmal alles anders, das Experiment hat begonnen und ich mache neugierig mit, Widerstand dagegen ist sinnlos und kontraproduktiv.

Beim Fasten in der Gruppe bleibt viel Zeit zum Kennenlernen und Geschichtenerzählen, von der Familie, aber auch vom Job, von Freuden und Nöten, und bald merkt man: *Ich bin nicht allein mit meinen Sorgen*. Die Tage sind voll von Erzählungen, gemeinsamen Erlebnissen, Vorträgen und Diskussionen, sie bringen Dynamik in oft hoffnungslos verfahrene Lebenssituationen. Die Teilnehmer:innen wollen diese Zeit für sich nutzen und möchten es gemeinsam schaffen, ihre Fastenziele zu erreichen.

Das Paradigma[167], wonach alle Menschen die gleiche Würde haben und daher dieselbe Wertschätzung verdienen, nimmt beim Fasten tatsächlich Gestalt an. In einer beeindruckenden Gruppendynamik wird aus dem üblichen „Ich, ich und noch einmal ich" schön langsam und immer mehr ein *Wir*. Man fragt sich gegenseitig nach Befindlichkeiten, zeigt sich empathisch und versucht den eigenen Alltag aus den Augen zu verlieren. Das ist meist auch ganz gut möglich – denn man ist entweder im Kloster in Klausur oder in einem Hotel untergebracht. Nur wenige gehen an den Abenden nach Hause.

Über die Tage lernt man die meisten Teilnehmer:innen ganz gut kennen und bei allen kann man Positives erkennen. Positives, das schon zuvor den Charakter ausmachte, und zusätzlich Positives durch die Teilnahme am Fasten. Man geht gemeinsam in Resonanz, man beobachtet einander und lernt voneinander. Jede Person, die in eine Fastengruppe hineingeht, wird verändert wieder herauskommen. Es ist ein wenig wie ein (positiver) Virus, der sich einnistet und danach immer wieder wirksam wird – Impfung unmöglich. Natürlich hält die Wirkung des Fastens nicht unbegrenzt an. Bei vielen ist jedoch noch nach Monaten eine deutliche Veränderung in vielerlei Hinsicht zu bemerken.

Fasten bedeutet eine Ausnahmesituation. Diese in der Gruppe zu erleben, ist eine besondere Erfahrung.

Klärung und Entlastung

Konflikte und Schwierigkeiten aller Art zählen häufig zu den Gründen, warum Heilfasten gebucht wird. Daher bieten viele Fastengruppen auch therapeutische Sitzungen zu körperlichen bis hin zu seelischen und sozialen Fragen an. Es braucht ein wenig Mut, um über Themen, die einen bedrängen oder massiv unter Druck setzen, zu sprechen. Die Fastengruppe ist ein geschützter Raum und wird, wenn möglich, mit Vorträgen, Diskussionen, Gesprächen oder auch therapeutischen oder spirituellen Einzelgesprächen oder Behandlungen unterstützt, sodass dabei ideale Bedingungen für Klärung und Entlastung bestehen.

Fasten sollte eben nicht nur helfen, körperlichen Ballast abzuwerfen, sondern es sollte zuletzt eine Art Versöhnung mit unserem Leben stattfinden. Das Ergebnis des Fastens sollte ein Mehr an Freiheit, Gesundheit, Leichtigkeit und Freude sein. Nirgends steht geschrieben, dass wir alle Bürden unseres Lebens dauerhaft auf unseren Schultern herumtragen müssen. Das würde dann ja wirklich einen Buckel der Sonderklasse ergeben – nicht auszuhalten.

Blick aufs Wesentliche

Durch die Reduktion der Bedürfnisse beim Fasten entstehen Zeit und Raum für die wirklich wichtigen Dinge im Leben. Der Blick auf das Wesentliche wird frei. Oft tauchen alte Probleme auf und plötzlich werden Lösungen gefunden. Es entsteht ein ganzheitlicher Blick, wobei nicht nur Gehirn, sondern auch Herz und Bauch mitarbeiten. Der rein wirtschaftliche, materielle Anteil an Entscheidungsfindungen nimmt ab. Gesundheit, Glück, Familie und eigene Resilienz sind auf einmal wichtiger als Geld. Plötzlich entscheidet die „Seele" ohne Wut, Zorn und Ärger, ohne Hass und Missgunst, aus tiefster Überzeugung – es sind ganzheitliche Entscheidungen, die einen hohen Stellenwert besitzen. Es sind Entscheidungen mit dem Herzen, aus der Ruhe und aus dem Bauch heraus.

Die Fastengruppe ist ein geschützter Raum und dient auch zur Klärung von und Entlastung bei Problemen.

Während der Corona-Pandemie[168] mussten viele Fastenkurse und Fastengruppen abgesagt werden. Diese Zeit ohne gemeinsames Fasten wurde sehr vermisst wird zeigte vielen Menschen schmerzlich auf, wie wichtig das gemeinsame Fasten ist. Und sie zeigte, worum es beim Fasten in der Gruppe geht. Es geht um mehr als darum, sich zu kasteien und sich zu überwinden. Es geht vor allem um das *Erlebnis* des Fastens in der Gruppe. Gerade in den Jahren der Pandemie bemerkten wir, dass wir uns zwar digital verbinden können und dass diese Möglichkeit viele Lebensbereiche wie Schule und Arbeit aufrechthält. Digitalisierung ist nicht mehr wegzudenken – aber sie reicht nicht aus, wir alle brauchen persönliche Nähe. Während der Phasen des Lockdowns waren wir unfreiwillig auf Distanz und die Trennung von den anderen schmerzte und machte viele depressiv oder wütend. Der Mensch braucht Menschen, und zwar in räumlicher Nähe und nicht nur auf Distanz.

Fasten verbindet

Fastenkurse verbinden zutiefst. Sie geben uns ein gemeinsames Ziel und helfen persönliche Barrieren und Ressentiments zu überwinden. Als wir Ende 2021 wegen eines neuerlichen Lockdowns[169] gezwungen waren, ein Heilfasten in der ersten Adventwoche abzusagen, war die Enttäuschung groß. Zwanzig Menschen hatten sich zum vorweihnachtlichen Fasten angemeldet, obwohl sie statt Keksen und Lebkuchen nur ungezuckerten Tee und Suppe ohne Einlage zu erwarten hatten.

Das brachte mich dazu, mir die Frage zu stellen, warum gemeinsames Nichtessen so positiv bewertet, geschätzt, richtiggehend ersehnt und offensichtlich gar dringlich benötigt wird. Einerseits ist es viel einfacher, gemeinsam als einsam zu fasten, das steht außer Frage. Andererseits müssen weitere Gründe vorliegen, die eine Fastenwoche so attraktiv machen.

Ein Grund könnte sein, dass gemeinsames Leid geteiltes Leid ist. Und geteiltes Leid ist halbes Leid – eine gruppendynamische Binsenweisheit, die häufig in Vergessenheit gerät. Oft habe ich mich gefragt, woher diese Weisheit kommt, warum es für Menschen so wichtig ist, Eindrücke und vor allem leidvolle Erlebnisse zu teilen und dadurch Linderung zu erfahren. Ich denke, es kommt aus unseren evolutionären Entwicklungen in familiären Strukturen. Eine familiäre Struktur ist ein System der Absicherung, der ständigen Kommunikation. Ein

System, das uns Nähe und Sicherheit, aber auch Entwicklung und Freiheit ermöglicht. Diese familiären Systeme, in denen Nähe, Vertrauen und Geborgenheit vor Individualismus und Egoismen stehen, sind im Rückzug begriffen. Eine digitale, globalisierte Welt macht aus vielen von uns Einzelkämpfer:innen. Das Kommunizieren in sogenannten sozialen Medien ist oft unpersönlich, unspezifisch und auch rücksichtslos. In familiären Strukturen wird in der Regel anders kommuniziert.

Reden und zuhören

Fastengruppen sind klein und überschaubar. Es sind klare Inhalte und Ziele vorgegeben. Günstig ist es, ein Klima der gegenseitigen Fürsorge und Unterstützung zu schaffen. So sollte zum Beispiel dem Zuhören ein großer Stellenwert eingeräumt werden. Zuhören kann anstren-

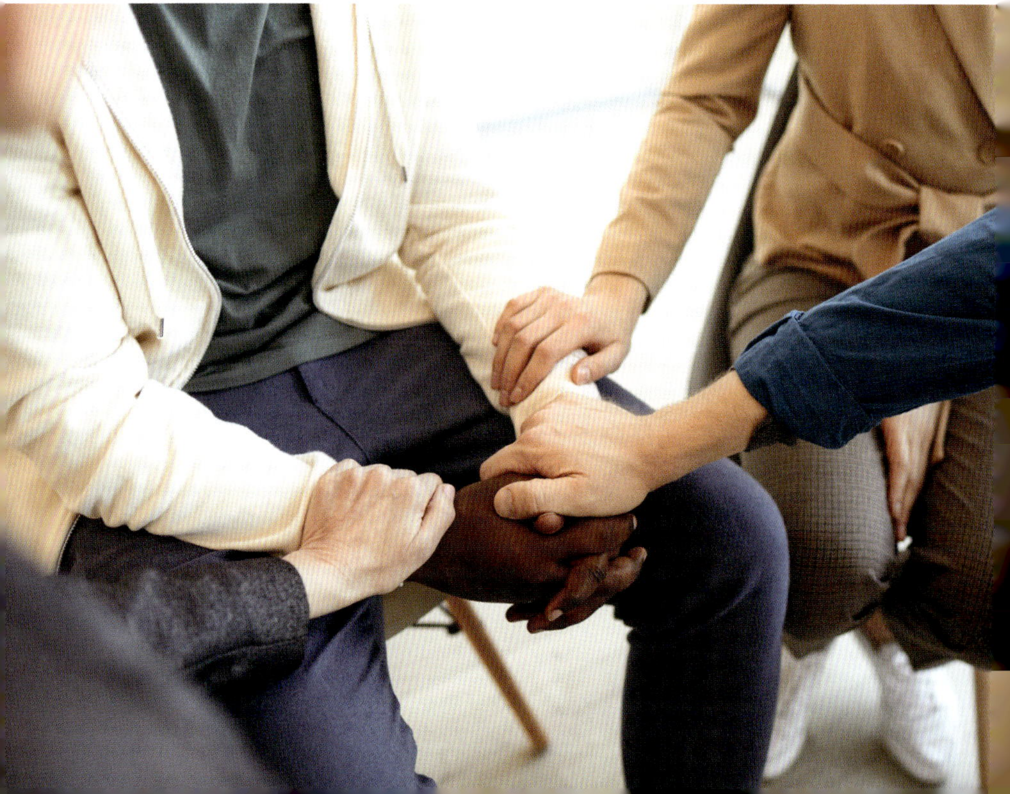

gend und mühsam sein, aber es hilft beiden Seiten. Es bringt sofortige Linderung und Entlastung. Entlastung bei der betroffenen und auch bei der zuhörenden Person, die ihrem Gegenüber Verständnis und Aufmerksamkeit entgegenbringt. Oft zeigt schon das Erzählen des Problems die Lösung auf, weil das Thema noch einmal in Ruhe besprochen und neu eingeordnet werden kann.

Viele Menschen beschweren sich ständig. Doch sobald sie in ein Gespräch miteinbezogen und Teil der Gemeinschaft werden, nehmen sie eine konstruktive Haltung ein. Meist kommen sie recht schnell in der Fastenfamilie an, leiden mit den anderen mit und werden auch selbst mitgetragen. Das Bedürfnis, die Fastenzeit und ihre Rituale gemeinsam zu gestalten, erfasst alle Teilnehmer:innen und schweißt sie zusammen. Fasten in der Gruppe führt dazu, das Ganze im Menschen zu suchen und zu finden – das Ganze in der eigenen Person, aber auch in den anderen. Plötzlich erkennt man im Visavis Leid und Freude, Schwächen und Stärken, helle und dunkle Seiten.

Die Fastenden merken sehr bald, dass Fasten ein Ritual der Reduktion ist. Es ist für die meisten machbar und die anfänglichen Ängste zu scheitern und nicht durchhalten zu können verschwinden. Gemeinsam Angst und Leid zu überwinden verbindet ungemein.

Diese Gemeinsamkeit und Verbundenheit gingen während der Corona-Pandemie verloren. Viele Fastengruppen konnten nicht stattfinden und den Teilnehmer:innen fehlte es an Wärme und Nähe. Was vielerorts blieb, waren Unsicherheit und Distanz.

Fasten ist auch ein Ritual des Miteinanders. Die meisten positiven Effekte des Fastens sind vielen nicht bewusst und haben nichts mit Gewichtsabnahme zu tun.

Fasten braucht Zeit – das gilt auch für Männer

Gesundheit, Vitalität und Altern in Beschwerdefreiheit stellen sich nicht automatisch ein, sondern bedürfen einer bewussten und aktiven Lebensführung. Zum Erlernen von Resilienz ist Zeit notwendig – Zeit, die viele nicht haben oder von der sie glauben, dass sie sie nicht aufbringen können. Viele verdrängen Gedanken daran, welche Krankheiten auf sie zukommen, wenn sie nicht gegensteuern. Sie denken vielleicht: *Mich wird es schon nicht treffen.*

Vor allem Männern sollte klar sein, dass Veränderungen Zeit benötigen und alte Muster dringend überdacht werden sollten. „Ich bin in meinem Job so wichtig und erfolgreich", sagen viele. Da bleibt eben keine Zeit für „Lächerlichkeiten" wie Meditation, Yoga oder Fasten[170]. Möglicherweise bringt es jungen Männern wirklich wenig. Wenn sich aber dann die Jährchen dazugesellen, wird vielen klar: *Jetzt ist es fast zu spät. Ich schaffe den Alltag nicht mehr. Ich brenne aus, alles ist zu viel!*

Nur Männer, die bewusst leben, auf ihre Gesundheit achtgeben und Resilienz entwickeln, gönnen sich Auszeiten, vielleicht auch in einem Fastenseminar. Die Mehrheit lebt nach dem Motto „Durchhalten und durchbeißen" und schiebt ihre Bedürfnisse vor sich her. Dass das früher oder später in Krisen endet, darf niemanden verwundern. Diese Männer denken: *Ich habe so viel für alle getan und jetzt, wo ich müde bin, hilft mir niemand*. Diese kindlichen Muster sind bei Männern „in den besten Jahren" weit verbreitet, aber dennoch völlig unreflektiert.

Obwohl für Außenstehende der Zusammenbruch eines Mannes, der niemals vom Gas des Lebens geht, klar ersichtlich und gut nachvollziehbar ist, versucht dieser weiterhin das Ruder fest in der Hand zu halten und weiterzumachen, egal wie schlecht es ihm bereits geht. Nach dem Motto: *Bloß nichts ändern müssen! Ich bin ja ein Held, und wenn es mir wirklich ganz schlecht geht, dann gehe ich in den Wald und weine, natürlich allein.* Sein Gesicht bleibt dennoch hart wie ein

Kiesel. Eigentlich ist es schon längst vorbei mit seiner Dominanz und ganz neue Wertigkeiten wie Einsicht, Ruhe und fürsorgliche Regeneration wären angesagt – aber das muss Mann auch wollen! In diese Richtung zu denken fühlt sich für diese Männer fast wie Sünde an. Zugeben, sich verkalkuliert zu haben, sich übernommen zu haben, nie Zeit für sich in Anspruch genommen zu haben, einmal kein Held sein zu müssen, sondern ein müder Krieger nach verlorener Schlacht sein zu dürfen – das wollen sie nicht. All diese Dinge scheinen auf einem fernen Blatt Papier in unleserlichen Hieroglyphen zu schimmern und nichts mit ihrem Leben zu tun zu haben.

Freilich gibt es auch Männer, die anders, moderner sind, und glücklicherweise gibt es immer mehr von ihnen. Sie verstehen die Zusammenhänge zwischen ihrer Lebensweise und ihrer Gesundheit.

Manche Männer (noch nicht viele) verstehen die Wichtigkeit des Fastens – spätestens dann, wenn sie es zum ersten Mal ausprobiert haben.

Fasten ohne Hunger – wie geht das?

Viele haben Angst vor dem Fasten, weil sie insgeheim mit Panik reagieren, wenn sie an den großen Hunger denken, den sie während dieser Zeit der Askese vermeintlich erleiden müssen. Manch eine:r denkt sich vielleicht: *Dann träume ich womöglich von einem Schlaraffenland, wo Milch und Honig fließen und wo die Brezeln und die Weißwürste von den Bäumen hängen – und ich darf nichts davon essen!* Mit so einer Vorstellung im Kopf ist es natürlich schwer, entspannt an die Sache heranzugehen.

Das gilt auch für diese Vorstellung: *Ich öffne den Kühlschrank, um mir meine kaltgestellte Buttermilch zu nehmen, und sehe all die Köstlichkeiten – von Appenzeller und Mettwurst über Sahnetorte bis Schokokuchen …* Nur Suppen, Säfte und Tee zu sich zu nehmen ist für viele so unvorstellbar, dass sie an diesem Punkt nicht mehr weiterdenken möchten.

Und genau hier liegt der große Irrtum. Wer richtig fastet, hat nämlich *keinen* Hunger! Doch viele können das nicht glauben, ihre Angst ist einfach zu groß. Daher ist es so wichtig, zuerst einmal in der Gruppe zu fasten – es minimiert diese Ängste.

Wer richtig fastet, hat *keinen* Hunger!

In der Ruhe liegt die Kraft. Beim Fasten ist es besonders hilfreich, Suppe, Saft und Tee langsam zu trinken, sich viel Zeit zu nehmen und die Tassen und Gläser nicht in einem Zug zu leeren. Ruhe und Bedächtigkeit sind wichtig.

Eines der größten Probleme beim üblichen Essen ist die Geschwindigkeit. Wir alle essen viel zu schnell. Bei mir war es früher nicht anders: In der Ausbildung zum Mediziner, vor allem in der Zeit auf der Anästhesie und Intensivmedizin, war es unmöglich, in Ruhe zu essen. Der Piepser und das Diensthandy begleiteten mich ständig und ich war froh, wenn ich zwischendurch wenige Minuten Zeit hatte, um irgendetwas hinunterzuschlingen – das war echtes Fast Food. Gegessen wurde, wenn es sich gerade ergab. Wenn man auf diese Art und Weise isst, reagiert der Magen auf die Nahrungszufuhr nicht mit einem angemessenen Gefühl der Sättigung. Und so entstand bei mir ein Ernährungsstil, der kein Völlegefühl aufkommen ließ – denn dazu benötigen unsere Innereien ein Mindestmaß an Zeit. Auch dauert es einige Minuten, bis der Körper verstanden hat, dass durch den Zucker aus Kohlenhydraten wie Brot, Nudeln und Kartoffeln genug Treibstoff eingelagert wurde. Diese Zeit ist durch schnelles Essen nicht einzuhalten, dafür benötigt es einige Minuten mehr. Verhaltensmuster wie das Schlingen von Essen scheinen schnell verinnerlicht zu werden. So kommt es auch heute noch vor, dass meine kleinen Enkeltöchter zu mir sagen: „Opa, iss nicht so schnell, das ist nicht gesund!" Ich bin dann ganz gerührt und auch ein wenig beschämt, wenn die Kleinen mir so treu und unschuldig in die Augen schauen und um meine Gesundheit besorgt sind – und ich offensichtlich in meiner Vorbildfunktion gänzlich versage.

Dieses Bemühen um Langsamkeit beim Essen ist auch in einer Fastengruppe nur schwer durchzusetzen. Die Fastenleitung sollte unbedingt darauf achten, dass sich in diesem Punkt alle ans Protokoll halten. Das bedeutet, dass man am besten gemeinsam an einem langen Tisch sitzt. Das Essen wird ausgeteilt und man wartet, bis alle ihre Portion erhalten haben. Dann wünscht man sich „Guten Appetit" und beginnt mit Genuss zu essen (zum Beispiel Suppe mit Petersilie oder Schnittlauch). Idealerweise sind dabei die Handys ausgeschaltet. Man tut nichts anderes als bedächtig Suppe, Saft oder Tee zu genießen. Hilfreich ist es auch, wenn man für kurze Zeit das Sprechen einstellt. Der Sinn des Prozederes ist, dass man sich des Augenblicks bewusst wird: Man sitzt zusammen bei der Nahrungsaufnahme – und dieses Essen ist in den Tagen des Fastens eine seltene und besondere Angelegenheit, auch wenn man dabei kaum Kalorien zu sich nimmt (insgesamt sind es nur 400 Kilokalorien am Tag).

In der Ruhe liegt die Kraft. Beim Fasten ist es besonders hilfreich, Suppe, Saft und Tee langsam zu essen bzw. zu trinken.

Was beim Fasten rasch auffällt, ist der Geschmack und Geruch der Nahrungsmittel. Schon geringste Mengen bescheren intensive Geruchs- und Geschmackserlebnisse.

Ein Beispiel: Hat jemand aus der Gruppe während eines Fastenkurses Geburtstag und stößt man bei einer kleinen Feier darauf an, dann reicht eine einzige Flasche Wein für mehr als 20 Teilnehmer:innen aus. Man riecht, prostet sich zu und kostet und erfährt dabei eine enorme Intensität an Sinneseindrücken. Offensichtlich stellt sich unser Riechen und Schmecken in dieser Zeit um. Diese Empfindungen werden viel intensiver – es ist fast unglaublich. Während man das Weinglas mit dem Fingerhut voll Rebensaft zur Nase führt, explodieren scheinbar die Geruchsrezeptoren[171]. Ein wahres Feuerwerk von Geruchsnoten schießt Richtung Gehirn und überflutet es mit Reizen. Und das, noch bevor man überhaupt genippt oder gar getrunken hat.

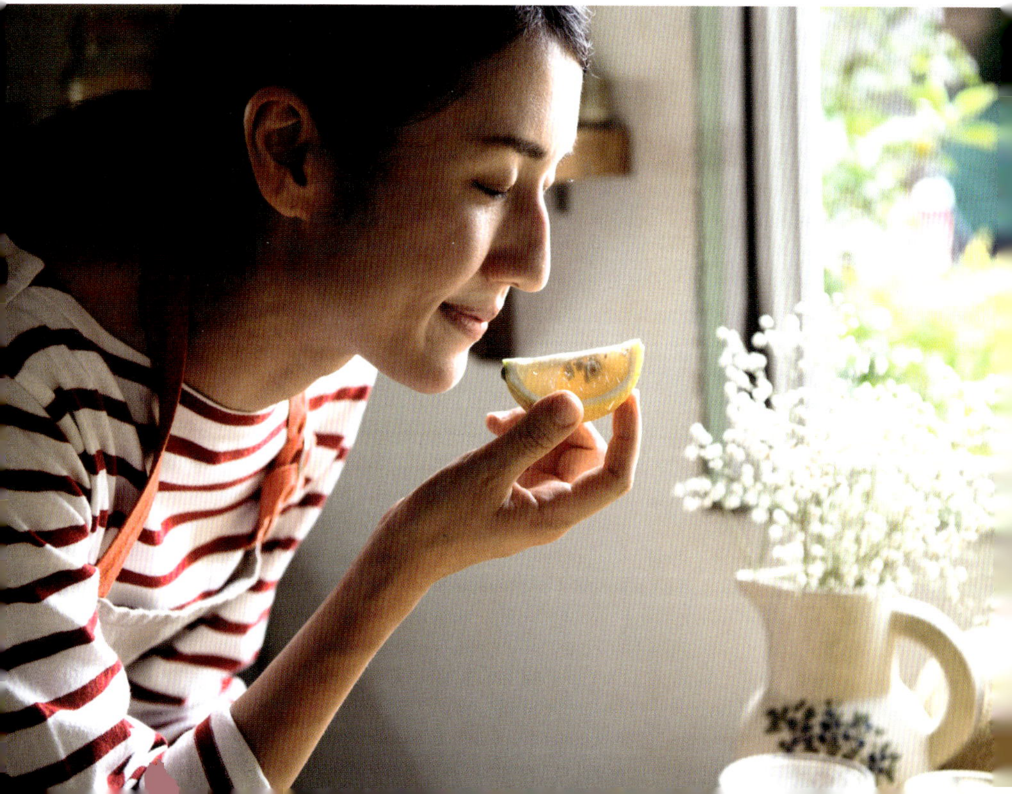

Fasten beschert intensive Geruchs- und Geschmackserlebnisse.

Unser Hungergefühl hängt einerseits mit der Ausdehnung unseres Magens und andererseits mit den Schwankungen des Blutzuckerspiegels zusammen. Im Alltag wird gegen das Hungergefühl oft geraten, als Snack zwischendurch Nüsse[172] zu essen, statt zu Keksen und Schokolade zu greifen. Das hat durchaus Sinn, da bei Ersteren der Zuckerspiegel nicht so dramatisch hochschießt wie bei den letztgenannten Kalorienbomben.

Beim Fasten stellt sich diese Frage jedoch nicht, da weitgehend auf Kohlenhydrate verzichtet wird. Das bringt den Vorteil mit sich, dass die Autophagie angekurbelt wird – jener lebenswichtige Reinigungsprozess in unseren Zellen.

Vorbereitung und Ablauf einer Heilfastenwoche

Mag. Birgit Barilits, Ernährungsberaterin aus Wien, erläutert im Folgenden, wie man eine Heilfastenwoche, in der es keine feste Nahrung und maximal etwas Gemüsebrühe und frischen Gemüse-Obst-Saft gibt, vorbereitet und durchführt.

Vorbereitung auf das Fasten

Damit man gut in eine Heilfastenwoche startet, ist es empfehlenswert, Kopf und Körper schon eine Woche davor darauf einzustimmen. Das Fasten ist eine große Umstellung für den Stoffwechsel und auch für den Geist. Man sollte wissen, *warum* man fastet, denn die Motivation zu kennen ist für die Fastenden wichtig. Faste ich präventiv, um den geistigen und körperlichen „Reset"-Knopf[173] zu drücken? Oder um die gesundheitlichen Vorteile zu genießen (Entzündungshemmung, weniger Schmerzen, verbesserter Stoffwechsel etc.)? Es lohnt sich, sich dazu ein paar Gedanken zu machen und sich dann gezielt auf die Fastenwoche vorzubereiten.

Darmreinigung ist kein Muss

Grundsätzlich ist der Darm nicht *schmutzig* und reinigt sich von selbst – wenn man ihn lässt. Wenn eine Weile keine Nahrung zugeführt wird, nutzt der Darm – salopp gesagt – die Pause, um sich mittels Darmbewegungen selbst zu reinigen. Die Darmschleimhaut erneuert sich fortlaufend und auch die Bakterien im Darm, unser Mikrobiom, arbeiten immerzu.

Ob man vor dem Fasten eine Darmreinigung[174] im Sinne von völliger Entleerung durch verschiedene Abführmittel und/oder Einläufe macht oder nicht, muss man für sich selbst entscheiden. Beim traditionellen Heilfasten ist so eine „Reinigung" üblich.

Der Vorteil einer Darmentleerung vor dem Fasten ist (aus ernährungswissenschaftlicher Sicht), dass der Körper schneller und leichter in den Fastenmodus gelangt. Ketose und Autophagie setzen bei einem leeren Darm schneller ein, und auch Hungergefühl tritt dann häufig nicht so stark auf.

Auch die Wahl und Intensität der Entleerung ist individuell anzugehen. Ist der Darm grundsätzlich gereizt und empfindlich, dann sollte man keine Glaubersalzlösung nehmen, denn das kann den Darm stark reizen. Es lohnt sich, sich vor dem Fasten individuell beraten zu lassen. Es gibt auch sanftere Methoden, den Stuhlgang anzuregen, die sinnvollerweise mit den Entlastungstagen vor dem Fasten einhergehen, beispielsweise der Genuss von eingeweichten Flohsamenschalen oder eingeweichten

Trockenpflaumen oder die Einnahme von Magnesiumprodukten. Auch vermehrte Bewegung und Bauchmassage sind hilfreich.

Entlastungstage zur Einstimmung

Während der sogenannten Entlastungstage[175] (üblicherweise drei Tage) achtet man schon bewusst auf die Ernährung, nimmt etwas weniger Kalorien und vor allem leichtere Speisen zu sich und stimmt sich auch mental auf die Fastenwoche ein. Das heißt, man tritt etwas kürzer und teilt Termine entsprechend lockerer ein (auch nach der Fastenwoche), damit der Alltag einen nicht überlastet. Die Entlastungstage helfen dem Magen und dem Darm, sich langsam an das kommende sehr reduzierte Angebot zu gewöhnen. Das hilft auch, das Hungergefühl während der eigentlichen Fastenwoche zu reduzieren und den Übergang sanfter zu gestalten.

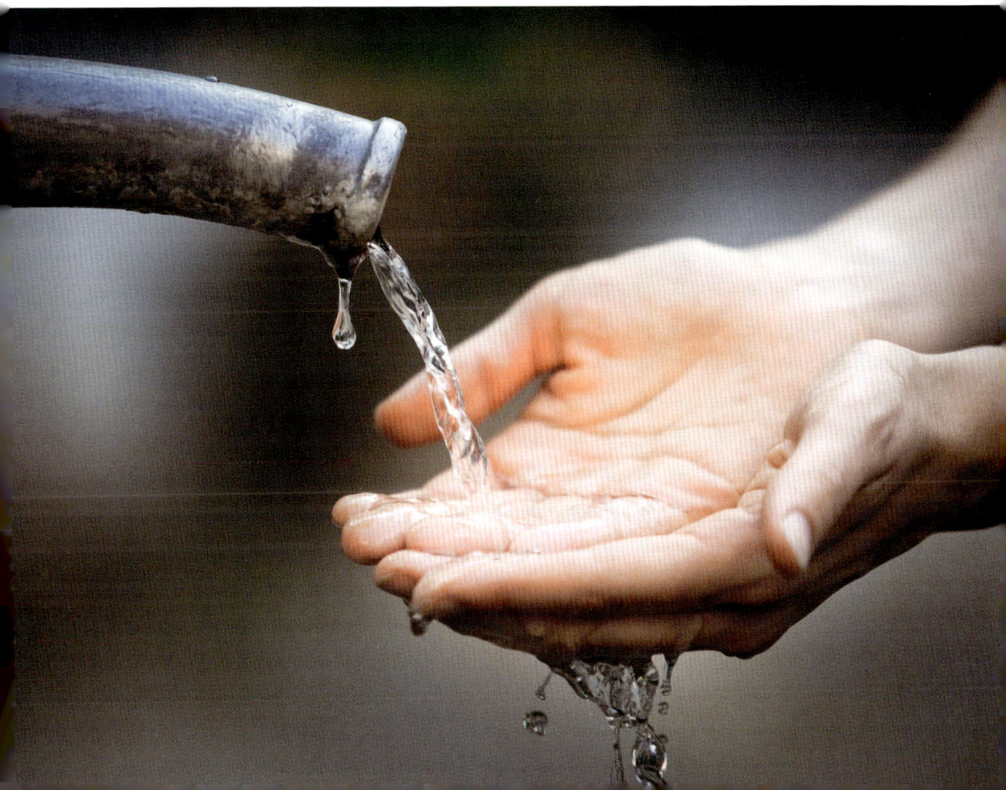

Ernährungstipps für die Entlastungstage

- Frisches, wasserreiches Gemüse und Obst konsumieren.
- Keine Rohkost nach dem Mittagessen. Ab Mittag zubereitete Speisen (Gemüse gedünstet, gedämpft, gegrillt, gekocht) mild gewürzt und frisch aufbereiten. Da Rohkost etwas schwerer verdaulich ist, sollte man sie an den Entlastungstagen abends nicht essen.
- Ballaststoffreiche Mahlzeiten (Vollkornprodukte, Gemüse, Obst).
- Viel trinken (2–3 Liter)[176], zuckerfrei, beispielsweise Kräutertees. Sollten Sie gerne und viel Kaffee oder Schwarz-/Grüntee trinken, hilft es, diese Getränke jetzt schon zu reduzieren.
- Keine schweren Gerichte (gebacken, frittiert, süß, fettig).
- Keinen Alkohol.
- Keine salz- oder zuckerreichen Snacks zwischen den Mahlzeiten oder abends.
- Üben Sie bereits jetzt die Mahlzeiten in Ruhe einzunehmen und besonders gut zu kauen. Das ist grundsätzlich eine gute Angewohnheit und insbesondere rund ums Fasten.

So könnte ein Entlastungstag aussehen

Frühstück

250 g Naturjoghurt mit 1 Stück Obst, 2–3 EL Haferflocken und 1 EL geschroteten Leinsamen. Lassen Sie die Flocken und Samen über Nacht im Joghurt ziehen (Kühlschrank).

Alternative: Haferbrei mit Milch: 4 EL Haferflocken, 250 ml Milch, 1 kleiner Apfel, 1 Prise Zimt. Lassen Sie die Haferflocken langsam köcheln, bis der Brei cremig ist. Der Apfel kann entweder roh zum Brei gegeben oder mit dem Brei mitgedünstet werden. Natürlich können auch alternative Produkte wie Sojamilch zum Einsatz kommen.

Mittag-/Abendessen

Gedünstetes Gemüse mit Reis und 1 Fischfilet. Wenn ein Dessert gewünscht wird, z. B. Joghurt mit Obst wählen.

Alternativen:

- Risibisi mit leicht gebratener Hühnerbrust, dazu eine kleine Schüssel bunter Salat
- Gemüsesuppe mit viel Gemüse und roten Linsen
- Mildes Curry mit Kichererbsen und Tofuwürfeln

Am Abend sollte das Gemüse nicht roh, sondern gedünstet, gedämpft, gegrillt oder gekocht sein. Große Portionen roher Salat oder rohes Gemüse am Abend fordern den Verdauungstrakt stark. Versuchen Sie das Abendessen bereits früher einzunehmen, etwa um 17 oder spätestens 18 Uhr. Gehen Sie eventuell auch früher zu Bett als sonst, ohne stundenlang in den Fernseher zu schauen. Auch das tut gut!

Wenn Sie möchten, können Sie die letzten drei Tage vor der Fastenwoche wie folgt gestalten:

- **Reistag:** Pro Mahlzeit (3 Mahlzeiten am Tag) 50 g Naturreis in der doppelten Menge Wasser garen, jeweils mit 200 g gedünstetem Gemüse oder in der Früh mit Obst essen.
- **Hafertag:** Pro Mahlzeit (3 Mahlzeiten am Tag) 35 g Haferflocken kurz in der doppelten Menge Wasser garen, entweder mit 200 g gegartem Obst (Kompott) oder 200 g gedünstetem Gemüse essen.
- **Kartoffeltag:** Pro Mahlzeit (3 Mahlzeiten am Tag) 200 g gekochte Kartoffeln mit 200 g gedünstetem Gemüse essen.

Am letzten Tag vor der Kur:

Frühstück: 3 eingeweichte Dörrpflaumen mit Joghurt und 2 EL Haferflocken. Die Haferflocken über Nacht im Joghurt ziehen lassen, die

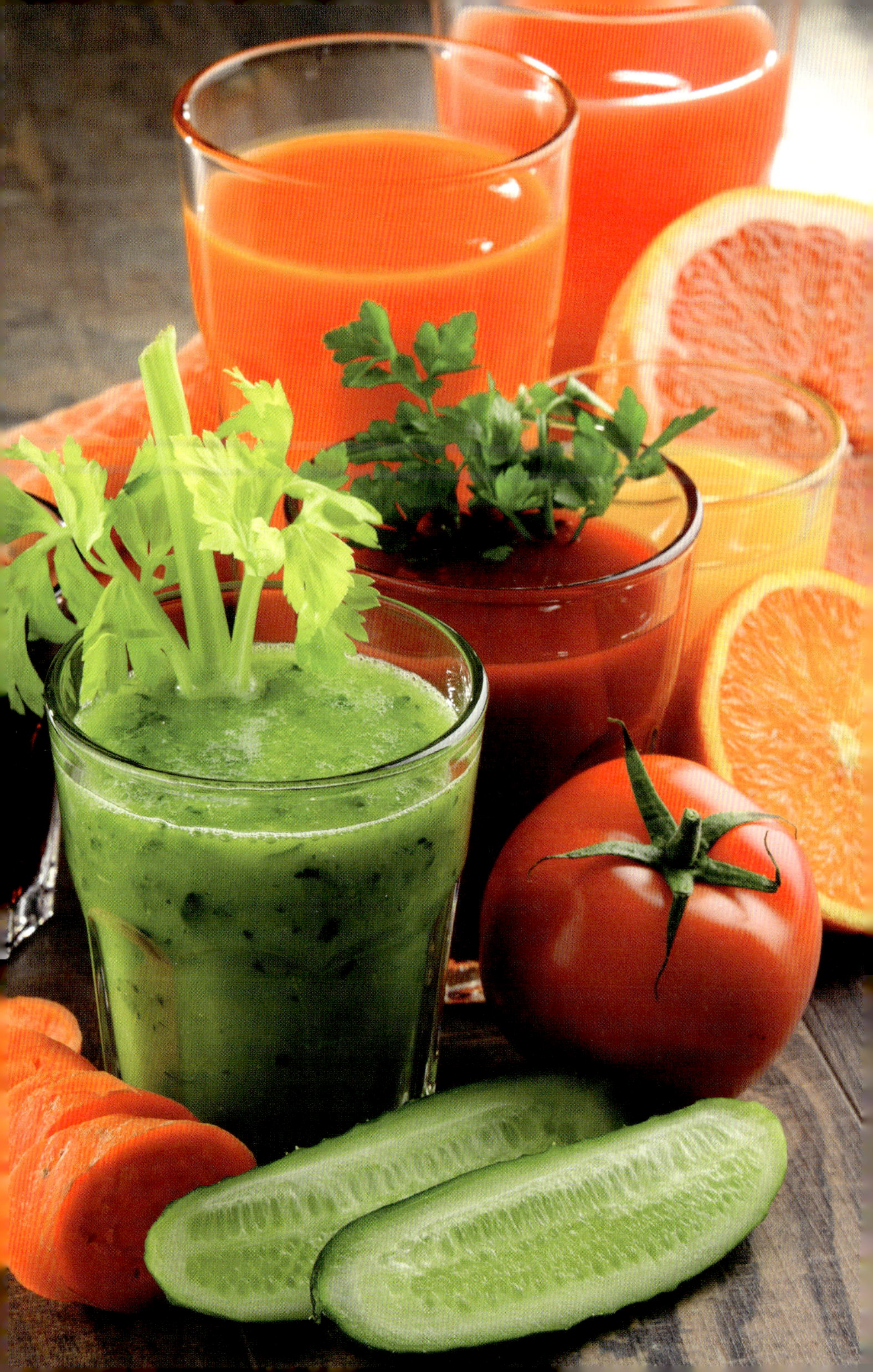

Dörrpflaumen über Nacht einweichen, dann schneiden und ins Joghurt mischen. Auch den Einweichsaft verwenden (ins Joghurt einrühren oder trinken). Das hilft dem Darm aktiv zu bleiben.

Und nun zur eigentlichen Fastenwoche: Was man beim Fasten isst

Das hängt natürlich von der Form beziehungsweise Gestaltung der Fastenwoche ab. Beim Heilfasten nach Buchinger[177] gibt es typischerweise 3 Entlastungstage, 6 Fastentage und 3 Aufbautage. An den Fastentagen wird komplett auf feste Nahrung verzichtet.

So könnten die Fastentage aussehen:

- Morgen: 1 Spalte Zitrone zum Lutschen und Erfrischen, Tee, bei Kreislaufproblemen 1 kleiner Teelöffel Honig.
- Mittag: ¼ Liter Gemüse-Obst-Saft, frisch gepresst, beispielsweise aus Karotten, Selleriestangen, Apfel und Muskat. Der Saft wird gelöffelt und gekaut.
- Abend: ¼ Liter klare Gemüsebrühe. Die Brühe wird gelöffelt und gekaut.
- Über den Tag verteilt gibt es verschiedene Kräutertees, ohne Zucker und Honig.

Weitere feine Saftkombinationen:

- Karotte, Birne, Melisse
- Rote Bete (Rote Rübe), Gurke, Apfel
- Fenchel, Orange
- Gurke, Minze, Melone
- Karotte, Kurkuma[178], Orange
- Rote Bete (Rote Rübe), Apfel, Ingwer[179]

Frisch gepresste Säfte sind richtige Mikronährstoffbomben und wirken leicht entzündungshemmend. Zusätzlich können auch frische Kräuter mitgepresst werden. Natürlich ist es verführerisch und einfacher, zu fertigen Säften aus dem Supermarkt zu greifen. Je nach Produkt kann das in Ordnung sein, es könnte aber auch ein Übermaß an Zucker zusammenkommen, das wäre kontraproduktiv. Auch die Frische und Qualität kann man bei selbst gemachten Säften besser steuern. Wünschenswert wären einigermaßen regionale und saisonale Produkte; auch wenn das nicht immer möglich ist, man kann es versuchen. Auch Bio-Qualität lohnt sich, da hier weniger Pestizide und Herbizide zum Einsatz kommen als bei herkömmlicher Ware.

Aufbautage nach dem Fasten

Während des Fastens hat der Verdauungstrakt die Produktion der Verdauungssäfte eingestellt bzw. stark reduziert. Daher wäre es nicht sehr angenehm, ihn plötzlich wieder der „vollen Last“ einer normalen Mahlzeit auszusetzen. Auch wenn die Lust und die Freude auf eine feste Mahlzeit groß sind, ist es wichtig, den Magen und den Darm langsam wieder an die Nahrungsaufnahme zu gewöhnen, um Probleme zu vermeiden. Gleichzeitig ist es *die* Gelegenheit, um sich auch gleich eine gesündere Ernährung und eine gesündere Esskultur anzueignen.

Für den Kostaufbau plant man je nach Dauer des Fastens 3 bis 5 Tage ein. Nicht nur die Verdauungsleistung ist noch nicht die gleiche, sondern auch der Kalorienverbrauch ist noch herabgesetzt. Während der Aufbautage[180] kurbelt man langsam die Verdauung und auch die Stoffwechselrate wieder an. Die Aufbaukost soll einerseits Ballaststoffe enthalten, um den Darm wieder in Schwung zu bringen, andererseits den Verdauungstrakt nicht überfordern. Nach 3 bis 5 Tagen – die Dauer richtet sich auch nach der Empfindlichkeit des jeweiligen Darmes – kommen dann nach und nach weitere Lebensmittel dazu. Ein Fischfilet, eine Hühnerbrust, gelbe oder rote Linsen, auch Gemüsesorten, die gemeinhin als etwas „blähender“ gelten, wie Kohlgemüse aller Art.

Die Aufbautage beginnen mit dem Fastenbrechen. Fastenbrechen ist der Moment, in dem ein:e Fastende:r nach der Fastenkur erstmals wieder etwas isst. Dabei nimmt man nur eine kleine, leichte Mahlzeit zu sich, etwa einen gedünsteten Apfel. Dieser wird in winzigen Bissen gegessen und besonders gut gekaut.

Für den Kostaufbau sollten ausschließlich frische Lebensmittel in Bio-Qualität verwendet werden. Fertiggerichte oder ein Wirtshausbesuch sind absolut kontraproduktiv.

Grundregeln für die Aufbautage:

- Kleine Portionen essen. Das 3-Mahlzeiten-Prinzip einhalten.
- Jeden Bissen gut kauen, bis sich nur noch Brei im Mund befindet.
- Langsam essen – möglichst nach jedem Bissen das Besteck weglegen.
- Das Essen bewusst genießen – keine Unterhaltung, kein Fernsehen, kein Handy.
- Die Mahlzeit beenden, sobald ein Sättigungsgefühl eintritt.
- Keine schwer verdaulichen Speisen essen, z. B. Fleisch, Hartkäse, Gebackenes, Frittiertes, Süßigkeiten. Alkohol ist Tabu.

Tag 1

Frühstück: 1 gedünsteter Apfel / 1 gedünstete Karotte

Mittagessen: Haferflockensuppe mit geriebener roher Karotte

Zutaten: 3 EL Haferflocken, 300 ml Gemüsebrühe (Bio, idealerweise selbst gemacht), 1 Karotte

Abendessen: Kartoffelsuppe

Zutaten: 1 große Kartoffel, 1 kleine Karotte, ein wenig Sellerie, Kümmel, Majoran, 1 EL Sauerrahm, Salz

Tag 2

Frühstück: Porridge mit Apfel, Dörrpflaume und Zimt

Zutaten: 3 EL Haferflocken, 250 ml Bio-Milch, 1 kleiner Apfel, 1 eingeweichte Dörrpflaume (Zwetschke)

Mittagessen: Leinölquark mit Karotte und Apfel, dazu 1 kleine Scheibe fein vermahlenes Vollkornbrot

Zutaten: 100 g Magerquark (Magertopfen), 2 TL Leinsamenöl, 1 kleiner Apfel, 1 kleine geriebene Karotte, Salz, Pfeffer

Abendessen: mediterrane Hirsesuppe

Zutaten: 2 EL Hirse, ½ Liter Wasser, 2 frische Tomaten, mediterrane Gewürze

Zubereitung: Hirse mit den geschnittenen Tomaten in Wasser 15 Minuten lang kochen, würzen.

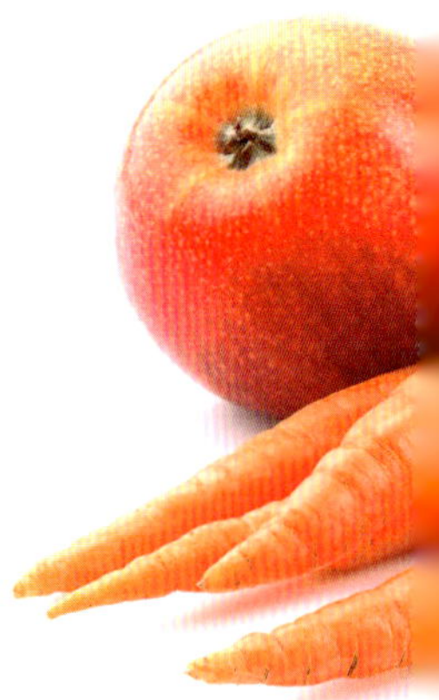

Tag 3

Frühstück: Overnight Oats[181] mit geschroteten Leinsamen und Dörrpflaume

Zutaten: 3 EL Haferflocken, 1 EL geschrotete Leinsamen, 250 g Bio-Joghurt, 3 Dörrpflaumen

Zubereitung: Flocken, Samen und Joghurt vermischen und über Nacht im Kühlschrank ziehen lassen. Dörrpflaumen über Nacht in Wasser einweichen und in der Früh zur Joghurtmischung geben.

Mittagessen: Vollkornbrot mit Schafsfrischkäse und Kräutern, dazu Gurke

Zutaten: 1 Vollkornbrot, 125 g Schafsfrischkäse, frische Kräuter nach Belieben, ½ Salatgurke, 2 TL Leinsamenöl

Abendessen: Gemüseeintopf mit Eisprudel

Zutaten für 4–6 Portionen: 3 Karotten, ¼ Sellerieknolle, 1 Pastinake, 1 Stange Porree, 150 g junge Erbsen, 1,5 l Gemüsebrühe, 1 TL Kümmel, 1 Prise Muskat, 2 Lorbeerblätter, 3 Pimentkörner, Salz und Pfeffer nach Geschmack, 1–2 Stängel frischer Liebstöckel, 1 Handvoll frisch gehackte
Petersilie, pro Portion 2 Eier, 1–2 TL Öl zum
Anrösten des Gemüses

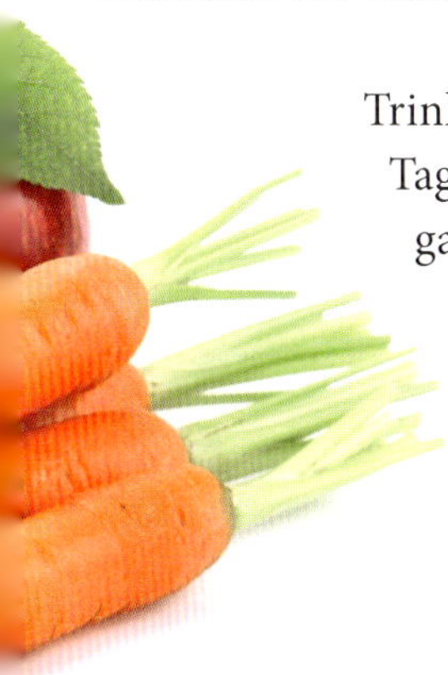

Trinken Sie 2 bis 3 Liter Wasser / ungesüßten Tee pro Tag, machen Sie täglich einen ausgiebigen Spaziergang und – sollten Sie das bisher noch nicht getan haben – beginnen Sie unbedingt mit Krafttraining zum Muskelaufbau!

Im Gespräch mit Abt Lukas

(Mag. Lukas Dikany, Abt des Stiftes Schlägl)

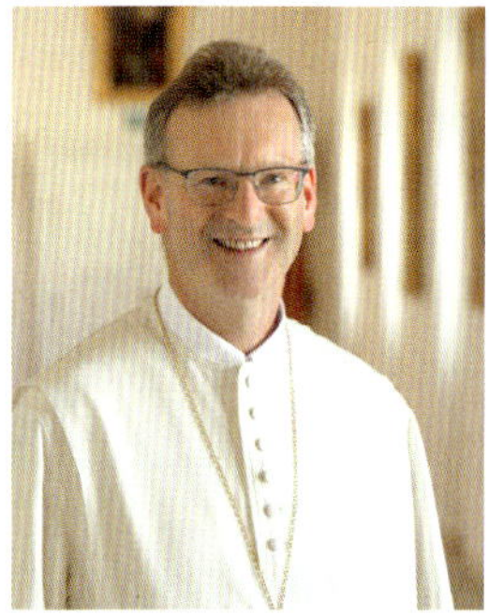

Sehr geehrter Herr Abt, wie sind Sie zum Fasten gekommen?

Vor über 20 Jahren habe ich eine Ausbildung in geistlicher Begleitung gemacht. Eine Kurswoche wurde als Fastenwoche gestaltet. Im Vorfeld war mir, so muss ich gestehen, bange. Wie wird das mit dem Hunger? Halte ich das aus? Bis dahin hatten nur einzelne Fasttage zu meinem Erfahrungsschatz gezählt. Allerdings habe ich dann so gute Erfahrungen gemacht, dass ich am Ende ganz euphorisch war, und seither gehört eine Fastenwoche im Jahr für mich zum Leben – wie das Amen zum Gebet.

Wie haben Sie Ihr Fastenritual über die Jahre ausgebaut, bereichert oder modifiziert?

Ich habe viel ausprobiert. Ich habe allein gefastet und in der Gruppe. Auch für die Pfarre habe ich eine Fastenwoche angeboten und dieses Angebot wurde gut angenommen. Während des Jahres faste ich immer wieder einmal einen Tag pro Woche. Da nehme ich nur Flüssigkeit zu mir.

Bei den Kursen in unserem Seminarzentrum[182] wurde für mich das spirituelle Rahmenprogramm[183] ganz wichtig. Der klösterliche Rhythmus gibt die Tagesstruktur vor und die Fastenden werden von den Gebetszeiten, den Melodien, den Texten oder einfach vom Dabeisein berührt und in eine seelische Weite geführt. Zum Fixprogramm gehören auch immer ein spiritueller und medizinischer Impulsvortrag, die Eutonie am Morgen, ein gemeinsamer Spaziergang und Kreis- und Reigentänze am Abend. Fasten bietet immer etwas für Leib, Geist und Seele an. Dieser Dreiklang ist für mich sehr wichtig.

Welche Effekte können Sie durch das Fasten konkret spüren?

Durch das Fasten werde ich viel sensibler, sehr dankbar für meine Gesundheit und Lebensform. Bei jedem Fasten wird mir bewusst, welche Lebensfreude ein gutes Essen bereitet, und ich führe meine stabile Gesundheit und Belastbarkeit auf das Fasten zurück.

Auf die Fastenwoche möchte ich (und mein Körper) nicht verzichten. Während des Fastens, auch eine Zeit lang danach fühle ich mich in meiner Haut sehr wohl, innerlich und äußerlich sehr gestärkt. Seit ich faste, achte ich auch im Alltag auf eine gesündere Ernährung.

Fasten hat eine nachhaltige Wirkung auf mein Leben und diese Woche tut mir an Leib, Geist und Seele einfach gut.

Wie sehen Sie das Fasten im Jahreskreis, speziell im spirituellen Jahreskreis?

Für mich ist eine Fastenwoche in der Fastenzeit unverzichtbar geworden, weil sie mir einfach guttut. Wir Menschen leiden heute am Zuviel – zu viel Essen und Trinken, zu viel Arbeit und Stress, zu viel Lärm und Ablenkung. Da ist es wichtig, sich aus dem Alltag herauszunehmen und zu reduzieren.

Eine Fastenwoche ist für mich eine wunderbare Vorbereitung auf Ostern, denn Ostern bedeutet Aufblühen und Lebensfreude. Gott schenkt Leben in Fülle. Beim Fasten spüre ich immer den Kontrast von Kargheit und Fülle. Zwischen Ostern und Erntedank passt für mich persönlich eine Fastenwoche nicht. Da ist das Leben auf Wachstum programmiert. Die Natur bietet in dieser Zeit ihren ganzen Reichtum an, auch an Köstlichkeiten. Wenn sich die Natur im Herbst dann zurücknimmt, fällt es mir leichter zu fasten. Es wächst sogar die Sehnsucht danach.

Was verändert sich durch das Fasten an Ihren Gebeten und Mediationen?

Durch das Fasten schärfen sich meine Sinne. Da höre ich innerlich und äußerlich besser, ich bin berührbarer. Ein Wort des Evangeliums kann tiefer in mich hineinfallen und mich inspirieren. Auch die Sehnsucht nach Gott spüre ich intensiver. Manchmal bin ich beim Beten wacher – aber auch das Gegenteil kann der Fall sein.

Welche Bereicherung stellt das Fasten für die Fastengruppe, die Gemeinde dar?

Fasten fällt in der Gruppe viel leichter. Da wird man mitgetragen, motiviert sich gegenseitig, tauscht sich aus. Wenn alle fasten, befindet man sich in einem Mikrokosmos. Alle tun es! Beim Fasten in der Gruppe stelle ich immer fest, dass ganz schnell eine gute Gemeinschaft wächst, dass viel gelacht wird, auch über sich selber, und dass eine große Ehrlichkeit Raum gewinnt. Es wird viel miteinander über das (eigene) Leben geredet, viel erzählt, Erfahrungen werden geteilt. In pfarrlichen Gruppen, wo die Leute sich kannten, hatten wir sehr tiefe, persönliche Gespräche miteinander, auch über Glaubenserfahrungen. Das Fasten hat uns zusammengeschweißt. Leute, die miteinander gefastet haben, begegnen sich im Alltag anders, da ist viel Verbundenheit zu spüren.

Was würden Sie den Leser:innen beim Fasten ans Herz legen, das besonders nützlich oder unverzichtbar ist?

- Man braucht Gleichgesinnte. Das bietet eine Gruppe. Wenn du allein fastest, tut es gut, sich mit jemandem, der Fastenerfahrung hat, auszutauschen.
- Achte auf den Dreiklang Geist, Leib und Seele. Keine dieser Dimensionen soll zu kurz kommen. Fasten konzentriert sich niemals ausschließlich auf den Leib. Geist und Seele nähren sich

von jedem guten Wort und Gespräch der Gemeinschaft, vom Gebet und von der Beziehung zum Schöpfer.

- Gönne dir einen Tapetenwechsel. So kannst du leichter aus deinem Alltag heraustreten und diesen reflektieren. Zum Fasten brauchst du einen Ort der Ruhe, wo du dem Trubel und auch dem Alltag entfliehen kannst.
- Fasten braucht medizinische und spirituelle Begleitung, die den individuellen Menschen in seiner Ganzheit ernst nimmt und Sicherheit gibt.

In welcher Beziehung stehen Fasten und Religion?

Fasten und Religion haben eine sehr enge Beziehung. Im Judentum gab es zwei Fasttage pro Woche, die die frühen Christen übernommen haben. Biblisch gesehen wurde nicht aus gesundheitlichen Gründen gefastet, sondern zur Unterstützung des Gebetes. Mit meinem ganzen Sein werfe ich mich in die Waagschale. Da spüren wir, dass eine Bitte, z. B. um Frieden, eine ganz neue Qualität bekommt. Fasten wirkt sich auf alle Bereiche des Lebens aus. Darum kann ich es nur empfehlen. Wer intensiver leben will, wer das Leben neu spüren möchte, sollte fasten und den Schatz dieser alten Weisheit heben.

Danke für das Gespräch!

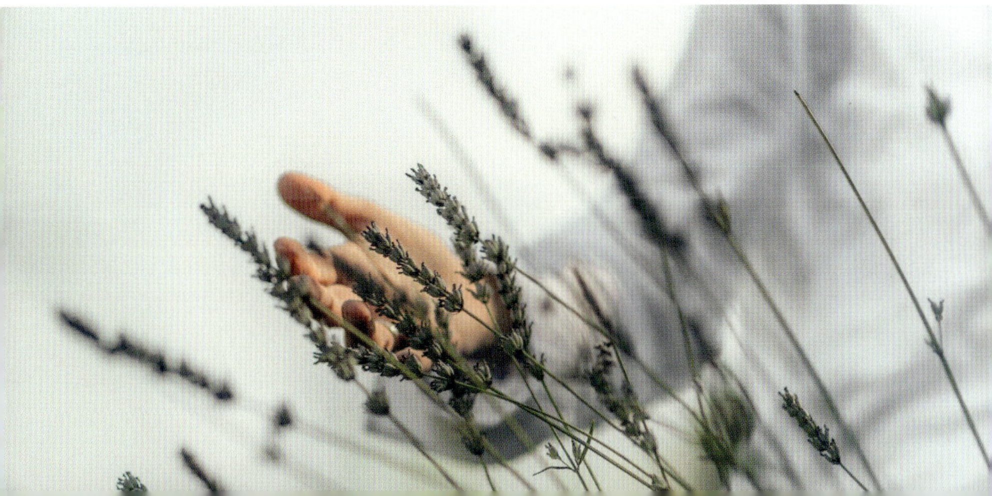

Teil 5

Fasten in der Praxis

Wir versuchen in diesem Buch, die vielen kleinen und großen Wirkungen des Fastens wie Puzzleteile auf den Tisch zu legen, damit sich schlussendlich ein buntes und erhellendes Bild ergibt.

Die möglichen Wirkungen des Fastens sind so vielfältig und individuell, dass sie sich nur schwer klassifizieren und zusammenfassen lassen. Fastende erleben Wirkungen und Veränderungen, die bei jedem einzelnen Fasten unterschiedlich ausfallen können. Beim Gruppenfasten erlebt man immer wieder, dass plötzlich die Lebensgeister wieder anspringen. Ich erinnere mich, dass am sechsten Fastentag alle begeistert waren, als wir eine vierstündige Wanderung ohne Kalorienzufuhr bravourös meisterten. Auch der Körper selbst kommt in Bewegung: Wenn der Bauch plötzlich nach innen kippt und sich die Finger und Handgelenke sowie die Wirbelsäule wie frisch geölt bewegen lassen, gehen körperliche Veränderungen vor sich, die sich medizinisch kaum überprüfen lassen. Fasten wirkt wie ein kleines Wunder und relativiert vieles.

Erfahrungsberichte

Im Folgenden schildern Teilnehmer:innen eines Gruppenfastens ihre Eindrücke:

Sabine Knoll

Eigentlich bin ich gar nicht der Fastentyp und hielt nicht wirklich viel davon. Aber weil ich ständig gehört habe, wie toll das sei, bin ich dann doch neugierig geworden und habe mich entschlossen, bei einem Gruppenfasten von Dr. Martin Pinsger mitzumachen. Ich hatte zuvor eine leichte Panik, ich konnte mir nicht vorstellen, wie ich das schaffen sollte, ohne zu verhungern. Auch hatte ich Bedenken, wie das wohl so sein wird in einer Gruppe von Leuten, die sich nicht kennen.

Ich darf sagen, ich wurde sehr positiv überrascht. Mehr noch, ich fand es einfach genial. Es gab ein tolles Rahmenprogramm von früh bis spät – Morgengymnastik, Ausflüge in den Wald, interessante Vorträge über Gesundheit und vieles mehr. Man war dadurch gut eingebettet in einen Rahmen und in die Gemeinschaft der Gruppe. Mit Dr. Pinsger als erfahrene Leitfigur hat die Gemeinschaft als solche toll funktioniert.

Was mich wirklich überrascht hat: Der Hunger war fast kein Thema. Und wenn doch, half ein Löffel Honig darüber hinweg. Dass ich eine Woche fast ohne Essen aushalten konnte, war wirklich überraschend für mich. Es gab nur Tee, sehr viel Tee, und klare Suppe mit Kräutern, die für uns sehr wichtig wurden, weil sie die einzige feste Nahrung waren – neben dem Honig für die Energie.

Es war eine echte Auszeit. Ein Ausklinken aus dem Alltag, weg von all dem üblichen Stress. Man hat eine ganze Woche für sich selbst, denn man kann sich endlich um sich und das eigene Wohlbefinden kümmern.

Ich war diese Woche geistig sehr wach. Es kam zu einer Innenschau, ganz automatisch, ohne es zu wollen. Es ist so ein fließender Zustand, man ist völlig bei sich. Mit der Zeit fühlte ich mich immer besser und irgendwie fühlte ich mich unbesiegbar, so, als sei nun alles möglich. Ich war stabil und positiv, voll innerer Stärke. Ja, es war traumhaft. Als die Woche zu Ende war, fühlte ich mich wie ein neuer Mensch. Man lebt wie auf einer eigenen Insel. Ich wollte gar nicht mehr weg.

Mein Fazit: In der Gruppe zu fasten war ein echtes Erlebnis, eine tolle Erfahrung und auch ein Erfolgserlebnis für mich, denn ich hatte mir nicht zugetraut, dass ich das schaffen kann, da ich ein Genussmensch bin und gerne esse. Allein würde ich eine Fastenwoche aber niemals durchhalten. Die Gruppe und das Rahmenprogramm (Musik machen, tanzen etc.) unterstützen und lenken auch vom Essen ab.

In dieser Woche der Achtsamkeit wurde ich seelisch aufgepäppelt. Irgendwie verändert und prägt einen so ein Erlebnis. Man bekommt auch ein neues Körpergefühl. Meine Physiotherapeutin meinte, sie erkenne meinen Körper nicht wieder, er sei total entspannt und ohne Blockaden. Und das war auch zu spüren – ich fühlte mich so gut wie lange nicht mehr.

Auch nach dem Fasten hat das positive Gefühl noch angehalten und es ist mir noch eine Zeit lang gelungen, alle negativen Sachen nicht an mich ranzulassen. Später hat mich natürlich der Alltag wieder eingeholt. Ich kann mir vorstellen, dass die positive Wirkung länger anhält, wenn man wiederholt fastet, aber das muss ich erst ausprobieren.

Dr. Rudolf Fries

Als Rechtsanwalt bin ich beruflich stark eingespannt und freue mich immer auf die jährliche Fastenwoche. Schon fünf oder sechs Mal konnte ich diese Auszeit genießen und mich aus dem üblichen Trubel ausklinken. Als Urlaub würde ich diese Zeit nicht bezeichnen, denn man beschäftigt sich sehr wohl mit verschiedenen Dingen – Dinge, die sonst zu kurz kommen. Bei mir sind das die Themen gesunde Ernährung, Fitness, Gymnastik und Reinigung des Körpers. Und es bleibt immer auch Zeit, sich mit sich selbst zu beschäftigen, mit seinem Leben und seinen Zielen.

Das Heilfasten tut mir gut und ich habe keine Probleme mit dem Hunger, auch wenn ich zugeben muss, dass ich ein wenig schummle und beim Frühstück und auch bei der abendlichen Suppe etwas mehr zugreife, als man eigentlich soll. Aber da sich niemand kasteien muss, ist das auch erlaubt.

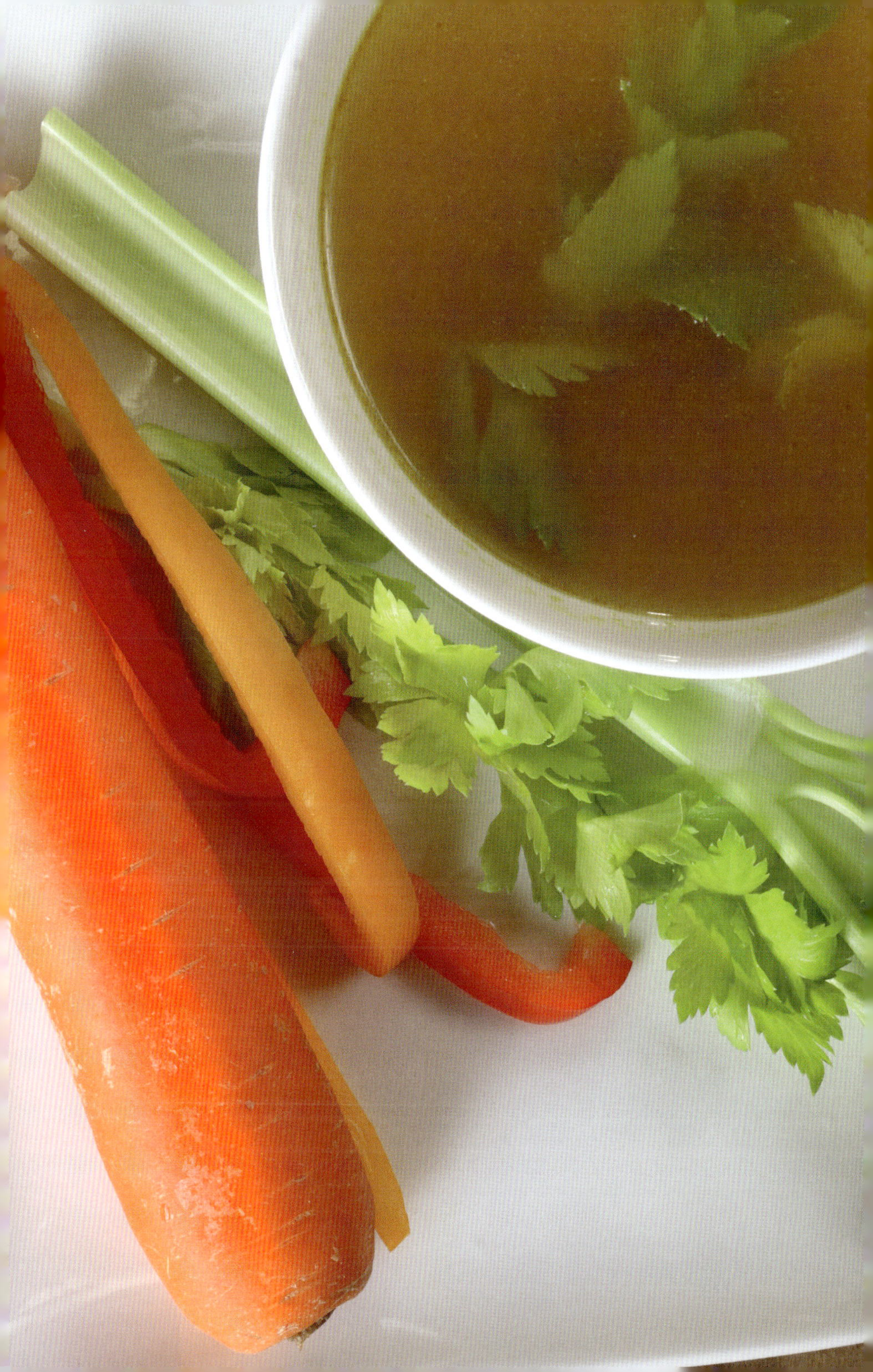

Körperlich haben mich die Fastenwochen weitergebracht, ich fühle mich seitdem fitter, freier und gesünder. Ich habe nachhaltig an Gewicht verloren, früher hatte ich circa 87 Kilo, in den Jahren seit dem Fasten nur mehr rund 82 Kilo. Bei mir gab es keinen Jo-Jo-Effekt, anders als bei Bekannten, die radikalere Fastenkuren gemacht haben, wobei sie kurzfristig viel Gewicht verloren haben und die Kilos wenige Wochen später wieder auf die Waage brachten. Durch das Wissen, das ich in den Fastenwochen über Ernährung vermittelt bekommen habe, blieb ich auch nach dem Fasten aufmerksam und einer gesunden Ernährung treu. Ich koche zwar nicht, aber die Gemüsesuppe mache ich zu Hause seitdem immer selbst.

Gerhard Hamböck

Seit sechs Jahren bin ich wegen großer Probleme mit der Wirbelsäule Schmerzpatient bei Dr. Martin Pinsger. Er ist ein echtes Vorbild für mich, als Arzt und vor allem auch als Mensch. Er ist einer der wenigen, die zu meiner eher vorsichtig-misstrauischen Persönlichkeit Zugang gefunden haben. Ich würde ihn als Mentor bezeichnen, der nicht aufgibt und mich bei meinen Problemen begleitet. Er hat mir dringend empfohlen, das Leben auf allen Ebenen neu anzupacken, und dazu gehörte auch, mit dem Beruf aufzuhören, falls für mich noch Lebensqualität bleiben soll für den Rest des Lebens. Dazu war große Überzeugungsarbeit nötig, denn meine Tätigkeit als Berufsoffizier hat mir viel Spaß gemacht und war sinngebend.

Dr. Pinsger hat nicht aufgegeben und mich als Mentor begleitet. Ein wichtiger Teil dieser Begleitung sind die Fastenwochen im Advent und vor Ostern, die ich mittlerweile sechsmal absolviert habe. Damals, als Schmerzpatient, war ein Neubeginn nötig, sonst hätte ein geistig-körperlicher Absturz gedroht. Ich habe also in der Gruppe gefastet, um mein Schmerzproblem zu verbessern. Und wurde positiv überrascht. Diese

Gemeinschaft mit Gleichgesinnten, der Erfahrungsaustausch, die vielen Tipps zur Verbesserung der Alltagslebensqualität – all das war hilfreich.

In so einer Woche erlebt man Heilung! Die Zusatzangebote – Tanzen, Ernährungslehre, Gymnastik, Qigong, Tai-Chi, Yoga, Rhythmik, Topneuigkeiten über Medizin, Schmerzmedizin, Naturmedizin, das Zusammenwirken von Psyche und Körper – sind auch für Schmerzpatient:innen durchführbar und äußerst hilfreich.

Es erfolgt eine Neueichung – zurück auf Grundeinstellung. Eine Befreiung von seelischem und körperlichem Ballast, Erhöhung der Mobilität, Aufhellung der Grundstimmung, Rückbesinnung auf das Wesentliche, auf das eigene Ich in gleichgesinnter Gesellschaft. Es erfolgt eine Loslösung vom Alltag, man ist einfach mehr bei sich, es gibt keine Fluchtmöglichkeit vor sich selbst. Man erhält dadurch auch neue und bestärkende persönliche Erkenntnisse. Man lernt sich selbst besser kennen und trennt Wichtiges von Unwichtigem.

Körperlich und mental tut sich einiges. Neben einer deutlich erkennbaren Gewichtsreduktion ergeben sich beim Fasten viele weitere tolle Effekte. Etwa eine neue Geschmacks- und Geruchsqualität, eine sanfte Stimmungsaufhellung, eine Erneuerung/Stärkung der Selbstdisziplin, eine gestiegene Zufriedenheit, ein korrigiertes Essverhalten, eine gestiegene Wertschätzung des Gebotenen (das sind vor allem menschliche Kontakte, Aufmerksamkeit für sich selbst, Freude an den wenigen verfügbaren Lebensmitteln), neue individuelle Erfahrungen, eine Stärkung des Selbstwertes, ein freundlicheres Miteinander. Sogar allfällige Schmerzen werden in den Hintergrund gedrängt oder reduziert und die Mobilität wird verbessert.

Eine Woche zu fasten bringt eine neue Leichtigkeit und mehr Selbstvertrauen, verbesserte Blutwerte und eine gute Mobilisierung. Die Effekte halten lange an, man fühlt sich sowohl metaphorisch als auch effektiv gestärkt, erleichtert und befreit. Dieses Gefühl hält bei mir fallweise über Monate an. Eigentlich ist es merkwürdig, dass diese altüberlieferte Form einer Verbesserung der Lebensqualität von Schmerzpatient:innen wie mir noch relativ unentdeckt ist.

Auch die gemeinsam gelebte Spiritualität kommt nicht zu kurz. Eine Laudes[184] in der Kirche um sechs Uhr morgens ist ein ergreifendes Erlebnis. Nur Kerzenlicht, keine künstliche Beleuchtung, vor Weihnachten. Das klingt für manche vielleicht erschreckend, ist es aber gar nicht – einfach ausprobieren! Es ist ein mystisches Erlebnis in der Gemeinschaft.

Advent und Ostern sind gute Fastenzeiten. Gute Gelegenheiten für Einkehr in Zeiten des materiellen Überflusses. Wenn man das öfter macht, merkt es sich der Körper und fordert das Fasten ein. Man spürt Wochen im Voraus, wann es wieder so weit sein sollte, das heißt, der Körper merkt sich die mehrfach absolvierte Fastenwoche über den Jahresturnus hinaus und fordert sie zu einem ähnlichen Jahreszeitpunkt wieder ein. Wahrscheinlich, weil sie ihm guttut. Bei mir ist sie schon Fixbestand des Jahres, leider ist sie nun wegen Covid ausgefallen.

Auch beim wiederholten Male geht man die Fastenwoche mit Respekt an. Man ist zwar entspannter, hat aber immer noch Ehrfurcht vor der Sache. So wie ein erfahrener Hochalpinist, der einen ihm bekannten hohen Berg immer wieder erklimmen möchte, alle Problemstellen schon kennt und sich schon darauf freut.

Sehr wichtig: Beim Heilfasten handelt es sich nach meiner höchstpersönlichen individuellen Erfahrung um eine recht komplexe Angelegenheit, die geeignet ist, Körper, Seele, Psyche und auch Schmerzempfinden gleichermaßen miteinzubeziehen – in meinem Falle zum wiederholten Mal sehr positiv.

Der folgende und letzte Beitrag zeigt anschaulich, wie eine geführte Fastenwoche aussehen kann, und veranschaulicht, dass Fastengruppen weitaus mehr bedeuten als nur wenig zu essen:

Walter Strobl

Seit meinem ersten Lebensjahr begleitet mich eine rheumatische Erkrankung, die Anfang der 70er-Jahre als „juvenile chronische Polyarthritis" diagnostiziert wurde. Inzwischen bin ich 53 Jahre alt. Die Erkrankung wirkte sich bis jetzt hauptsächlich auf meine Großgelenke aus. Meine Knie und Hüften wurden in den letzten 20 Jahren durch Gelenksprothesen ersetzt. Aus therapeutischer Sicht könnte man sagen, dass ich so gut wie alle Medikamente ausprobiert habe, die es auf dem österreichischen Markt gibt. Keines dieser Medikamente brachte mir den Erfolg, den ich mir erhofft habe. Meine Schmerzen in den Händen und in den Vorfüßen wurden aufgrund der medizinischen Therapien nicht weniger. Sehr frustriert habe ich entschieden, gänzlich auf Medikamente zu verzichten.

Eines Tages sah ich im Fernsehen eine Sendung über Schmerztherapie. Darin informierte Dr. Martin Pinsger, Orthopäde und Gründer des Schmerzkompetenzzentrums Bad Vöslau, über den Einsatz von Cannabinoiden gegen Schmerzen. Nachdem ich schon die Hoffnung verloren hatte, jemals wieder schmerzfrei leben zu können, machte mir diese Sendung Mut. Ich beschloss, Dr. Pinsger aufzusuchen. Gesagt, getan – der Besuch verlief positiv. Dr. Pinsger ist ein Arzt mit großem Einfühlungsvermögen. Er nimmt sich Zeit, ist ehrlich und außergewöhnlich bemüht. Unter ehrlich verstehe ich, dass er manchmal auch etwas sagt, was Patient:innen nicht unbedingt hören möchten. Zum Beispiel, dass man sich unbedingt regelmäßig bewegen soll, um seinen gesundheitlichen Zustand zu verbessern. Medikamente allein könnten kein Wunder bewirken. Dr. Pinsgers Therapien bestehen nicht nur aus medikamentöser Behandlung, sondern er weist vehement darauf hin, dass mindestens eine Stunde Bewegung pro Tag unumgänglich für ein gutes und gesundes Leben ist. Außerdem ist er überzeugt, dass sich 1–2-mal Fasten pro Jahr bei chronischen Erkrankungen sehr positiv auf Entzündungen und auf das Wohlbefinden auswirkt.

Dr. Pinsger informierte mich über eine Fastenwoche im Stift Schlägl im Mühlviertel in Oberösterreich. Ohne lange zu überlegen, meldete ich mich und meine Freundin Sylvia an. Wir sind keine Fastenneulinge. Vor zwei Jahren haben wir mit „Suppenfasten" unsere Körper entgiftet. Allerdings haben wir uns damals keinen Urlaub gegönnt und konnten unseren Körpern daher nicht die Ruhe geben, die sie benötigt hätten. Unsere Vorfreude war nun groß. Uns stand eine organisierte Fastenwoche bevor, in der wir uns nur um uns selbst kümmern mussten, ohne jegliche Verpflichtungen. Unsere Erwartungen beschränkten sich auf Entgiftung des Körpers sowie auf Ruhe und das Genießen der Natur.

Anfang April 2022 war es so weit. Wir machten uns auf die Reise vom Burgenland ins wunderschöne hügelige Mühlviertel in Oberösterreich und fuhren durch Wiesen und Wälder zum Stift Schlägl, welches den geistlichen Mittelpunkt der Region darstellt und auch für seine Liturgie und Musik bekannt ist.

Wir wurden an der Rezeption freundlich begrüßt und bekamen ein Zimmer zugewiesen. Unsere Neugier und unsere Aufregung stiegen von Minute zu Minute. Immerhin hatten wir noch nie in einem Stift geschlafen und auch noch nie eine ganze Woche auswärts gefastet.

Die Atmosphäre im Stift vermittelte uns sofort ein behagliches Wohlbefinden. Wir kamen gleich mit den Anwesenden ins Gespräch. Manche von ihnen waren schon mehrmals im Stift beim Heilfasten dabei gewesen und so bekamen wir sofort die ersten Informationen über die bevorstehenden Tage.

Insgesamt waren wir 25 Teilnehmer:innen. Zur Begrüßung bekam jede:r ein Sektglas – jedoch war dieses mit Apfelsaft gefüllt. Es folgten Informationen darüber, dass uns diese Woche, die unter dem Motto „Heilen durch Fasten" stand, Abt Lukas spirituell und die Ärzt:innen Dr. Martin Pinsger und Dr. Viktoria Lang medizinisch begleiten würden.

Dann stand eine Vorstellungsrunde auf dem Programm. Die Teilnehmer:innen erzählten von ihren Befürchtungen bzw. Erwartungen. Die Befürchtungen waren etwa: kein Bier, Kopfschmerzen, kein Erfolg und Koffeinmangel. Die Erwartungen lauteten: viel Schlaf, gesund ernähren, weniger Schmerzen, Kraft tanken, neue Perspektiven, neuer Schwung, mehr Energie, Entschlackung, entgiften, neue Gesundheitsimpulse, schöne Erlebnisse, verbesserte Blutwerte und zur Ruhe kommen.

Später trafen wir uns in der Stiftskirche zur Vesper und danach zum gemeinsamen Abendessen im Speisesaal. Jetzt wurde es langsam ernst. Wir bekamen die letzte feste Nahrung für eine Woche serviert – gedünstetes Gemüse und zwei große Kartoffeln mit Bärlauchpesto. Wir genossen die Mahlzeit in vollen Zügen, mit dem Wissen, dass wir uns die nächsten Tage nur mehr flüssig ernähren würden.

Nach dem Abendessen wurden wir über Bitter- und Glaubersalz informiert und anschließend wurde uns, je nach Wunsch, Bitter- oder Glaubersalz zur Einnahme übergeben, damit die Reinigung des Darms begonnen werden konnte.

Alle Teilnehmer:innen hatten mehrmals in der Fastenwoche die Möglichkeit, einen Termin mit Dr. Pinsger zu einem Arztgespräch zu vereinbaren. Gleich am ersten Abend nahm ich einen solchen wahr. Da ich schon seit vielen Monaten Tag und Nacht mit großen Schmerzen an den Händen und Vorfüßen lebte, war ich sehr dankbar, dass ich hier die Möglichkeit hatte, behandelt zu werden. Diese medizinische Behandlung am ersten Abend wirkte sich so positiv aus, dass meine Schmerzen in den Händen am nächsten Tag verschwunden waren. Ich konnte es gar nicht fassen, dass ich plötzlich schmerzfrei war! Ich kann mich nicht erinnern, wann dies das letzte Mal der Fall gewesen war. Ich kann gar nicht zum Ausdruck bringen, wie glücklich, froh und erleichtert ich war. Ich konnte somit die Fastenwoche schmerzfrei genießen. Ich bin Dr. Pinsger dafür sehr dankbar.

Der Sonntag begann um 7 Uhr mit einer Laudes in der Stiftskirche. Danach gab es Frühstück im Speisesaal. Es gab, wie auch an allen folgenden Tagen, Tee. Wer mochte, konnte ihn mit Zitronensaft und Honig verfeinern. Um 10 Uhr folgte der Gottesdienst mit einer tollen Predigt von Abt Lukas zum Thema „Verzeihen". Dann spazierten wir in den Ort. Zum Mittagessen gab es eine köstliche Mais-Karotten-Suppe. Es war genug Zeit, sich den Bauch mit so viel Suppe vollzuschlagen, wie man mochte. Anschließend gab es im Seminarraum einen Vortrag zum Thema „Wickel und Wärme – Grundlegendes über den Fastenstoffwechsel". Die Teilnehmer:innen zogen sich dann in ihre Zimmer zurück und taten ihrer Leber, die ein wichtiges Entgiftungsorgan ist, mit einem Leberwickel etwas Gutes.

Am Nachmittag stand eine zweistündige Wanderung mit Abt Lukas auf dem Programm. Wer mitgehen wollte, konnte das tun. Wir waren dabei. Wir genossen die Wanderung durch Wiesen und Wälder mit vielen Gesprächen. Das Mühlviertel ist eine wunderschöne Gegend.

Später besuchten jene, die Lust hatten, die Vesper in der Stiftskirche. Anschließend gab es Abendessen, das aus Buttermilch sowie Obst- und Gemüsesäften bestand. Tee stand zusätzlich den ganzen Tag zur freien Entnahme zur Verfügung. Wer noch Bedarf an Glauber- bzw. Bittersalz hatte, konnte sich bedienen. Ebenso konnte man Magnesium und Basenpulver nehmen. Für die Überprüfung einer Übersäuerung im Körper (Messen des pH-Werts im Urin) lagen Teststreifen zur freien Entnahme auf.

Der Tag war anstrengend und so gingen Sylvia und ich um 20 Uhr zu Bett. Wir nutzten die Zeit vor dem Schlafen für einen Leberwickel, der wohlig-warm auf dem Bauchbereich, wo sich die Leber befindet, lag. Entspannt und sehr müde fielen uns die Augen zu.

Das Programm der folgenden Tage lief so ab: Früh am Morgen Laudes und heilige Messe in der Stiftskirche, anschließend Entspannungs- und

Dehnungsübungen, dann Frühstück (Tee mit Zitrone und Honig – so viel man wollte). Dann Impulsvorträge, Stiftskirche und danach Mittagessen (feine Suppe, so viel man wollte). Nach einer Pause stand Bewegung in der Natur auf dem Programm. Auch eine Kräuterwanderung mit anschließender Erklärung der Wirkung der Kräuter und Kochtipps durften wir mitmachen. Wieder zurück, gab es noch einen medizinischen Impulsvortrag mit Dr. Pinsger, dann Vesper in der Kirche.

Das Abendessen war die Belohnung für den ganzen aktiven Tag, auf die wir uns immer sehr freuten. Hungergefühl kannten wir die ganze Woche nicht. Trotzdem war es jedes Mal ein Erlebnis, die Buttermilch mit den unterschiedlichen Obst- und Gemüsesäften zu schlürfen. Ausschließlich Tee zu trinken ist nicht wirklich ein geschmackliches Highlight.

Der Abend endete meist erst nach einer weiteren Aktivität wie Tanzen. Mit Musik wurde zu Walzer, Rumba, Salsa oder Cha-Cha-Cha getanzt. Das machte so richtig Spaß. An weiteren Abenden standen Kreis- und Reigentänze sowie Stretchen auf dem Programm.

Anzumerken ist, dass niemand sich verpflichtet fühlen musste, an jedem Programm teilzunehmen. Die Teilnehmer:innen konnten für sich entscheiden, wie sie ihren Tag verbringen wollten. Wir haben manche Kirchenbesuche oder auch mal eine Wanderung ausgelassen. Es gab auch genug freie Zeiten, die jede:r für sich nutzen konnte; wir besuchten die Kerzenwelt, kauften Bier in der Stiftsbrauerei ein, fuhren zur Ölmühle nach Haslach und machten eine Stiftsführung des Abtes mit.

Dr. Pinsger versuchte uns immer wieder mit Begeisterung zur regelmäßigen Bewegung zu motivieren, erklärte Yoga, gesunde Ernährung und einiges mehr.

Ich habe mir in dieser Woche zudem zwei Massagen gegönnt. Im Zusammenhang mit dem Fasten ist eine Massage eine besondere Wohltat für Körper, Geist und Seele und leistet einen wesentlichen Beitrag zum Erlangen eines Rundum-Wohlgefühls.

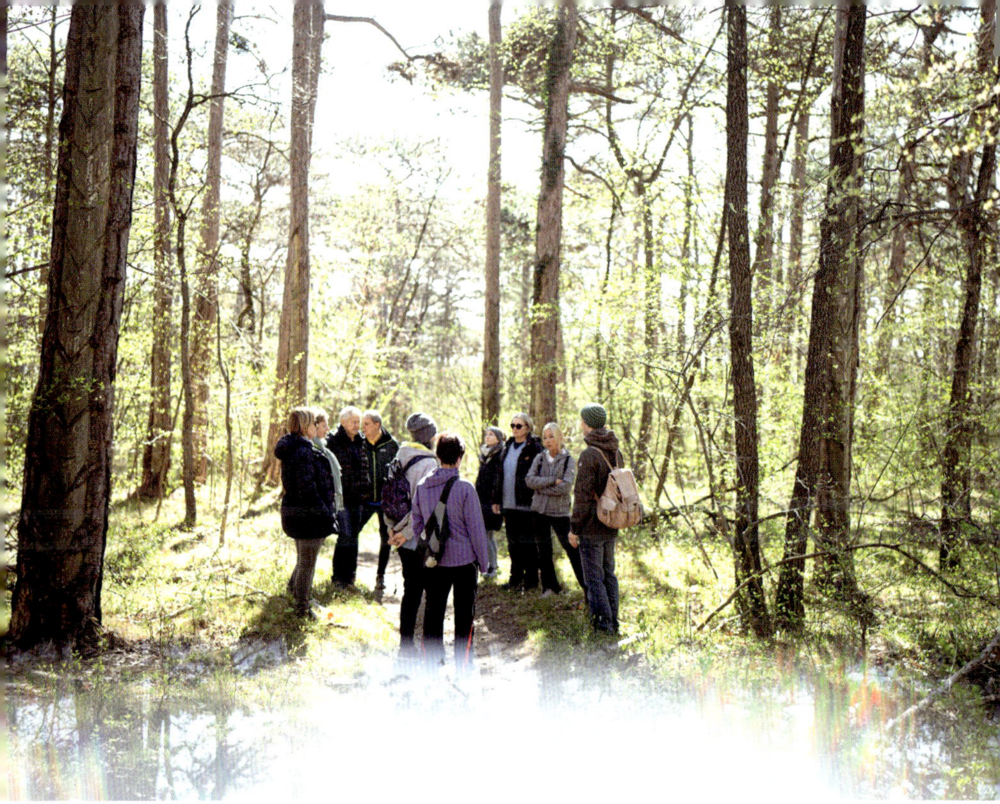

Neben den medizinischen Vorträgen und Diskussionen gab es auch viele geistliche Impulse von Abt Lukas, und zwar zu Themen wie Orientierung, Vertrauen, Ziele, Dankbarkeit, Achtsamkeit und Wertschätzung. Zu jedem Thema wusste er eine passende Geschichte. Texte wie „Die wesentlichen Dinge des Lebens" oder „Wenn ich noch einmal leben könnte" ließen uns grübeln und unsere Gedanken austauschen. Trotz der tiefsinnigen Erzählungen wurde zwischendurch oft herzhaft gelacht. Wir waren begeistert, die Gedanken und Impulse des Abts prägen auch heute noch unseren Alltag. Jede:r Teilnehmer:in hatte die Möglichkeit, ein persönliches Gespräch mit Abt Lukas zu führen. Wir nahmen dieses Angebot an.

Verwöhnt wurden wir in der Fastenwoche mit einer Mais-Karotten-, Erbsen-Kren (Meerrettich)-, Gemüse-, Champignon-, Karfiol (Blumenkohl)- und einer Karotten-Orangen-Suppe. Ganztägig standen Bio-Tees zur Selbstbedienung bereit. Abends standen Krüge mit Buttermilch sowie Gemüse- und Obstsäfte auf den Tischen. Uns hat besonders die Kombination Buttermilch und Rote Rüben (Rote-Bete)-Saft geschmeckt. Ich hätte mir nie erträumen lassen, dass Buttermilch in verschiedenen Kombinationen so fein schmecken kann.

Am Tag der Abreise standen die letzten Entspannungs- und Dehnungsübungen auf dem Programm. Wir lieben diese Übungen, denn sie tun so gut. Sylvias Rücken- und Schulterschmerzen haben sich am Ende der Woche in Luft aufgelöst. Sie konnte es kaum fassen. Wir nahmen uns fix vor, diese effektiven Übungen zu Hause täglich zu machen.

Der Höhepunkt der ganzen Woche war das gemeinsame Fastenbrechen. Es gab Nocken mit Bärlauchsauce und grünem Salat und als besondere Belohnung eine Flasche Fastenbier. Das hatten wir uns redlich verdient, denn wir hatten die ganze Woche kein einziges Mal „gesündigt“ und auch keinen Kaffee getrunken. Wir waren sehr stolz auf uns.

Nach dem Fastenbrechen war Aufbruchstimmung. Wir mussten Abschied nehmen. Mit etwas Wehmut, obwohl wir uns auch auf zu Hause freuten, traten wir unsere Heimreise an.

Diese Woche hat uns sehr gut gefallen, unsere Erwartungen wurden weit übertroffen. Wir wurden in unserer Gesundheit gestärkt und auch die geistlichen Impulse haben uns bestärkt. Wir haben viele nette Menschen kennengelernt, Körper, Geist und Seele haben Energie getankt und außerdem haben wir uns pudelwohl gefühlt. Wir haben uns sofort für die nächste Fastenwoche angemeldet. Die Motivation von Dr. Pinsger zur Bewegung sowie zur gesunden Ernährung begleitet uns täglich, auch noch Wochen nach dem Fasten. Wir sind um ein paar Kilo leichter und fühlen uns wohler als vor der Fastenwoche. Wir sind überzeugt, dass Fasten für den Körper eine Wohltat ist.

Dr. Martin Pinsger – Meine Fastengeschichte

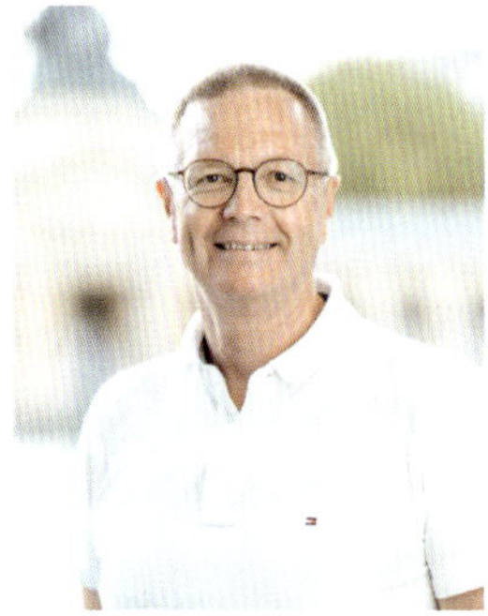

Wer das 50. Lebensjahr passiert, wird vielleicht bemerken, dass das Herz plötzlich Probleme bereitet. Oft steigt der Blutdruck an, manchmal bleibt er auch dauerhaft erhöht. Die „Pumpe" und das Kreislaufsystem bleiben angespannt – lange Zeit oft unbemerkt. Vielen von uns geht es so, denn wir leben in einer Zeit, in der man ständig unter Druck steht. Gut und erfolgreich ist nur der, der alles gibt. „Leistungsmenschen" haben verlernt, vom Gas zu gehen, und so schlägt das Herz unökonomisch ohne Erholungsphasen. Die Schläge verlieren ihre Leichtigkeit, es ist keine Reserve vorhanden. Wir spüren nicht mehr die dezente Unregelmäßigkeit unseres Pulses als Zeichen der Gesundheit (Anmerkung: Herzratenvariabilität ist im Gegensatz zur Herzrhythmusstörung gesund, eine positive Herzratenvariabilität ist ein Zeichen von Gesundheit), sondern der Puls wird hart und rhythmisch wie ein Metronom. Der Mensch glaubt keine Zeit zu haben, keine Chance auf Entlastung. Es muss weitergehen, am besten noch intensiver als vorher. In der Nacht fühlen wir das Klopfen in unserer Brust oder im Hals. Manchmal wird es eng in der Brust, das macht dann und wann Angst. Der:die Internist:in empfiehlt ein blutdrucksenkendes Medikament, Bewegung und Mittelmeerkost. An diesem Punkt angekommen, sollte einem eigentlich klar werden: Jetzt wird die Lage ernst, jetzt sind existenzielle Probleme im Anrollen. Vorbei ist nun die Zeit des Ignorierens der eigenen Befindlichkeit, die Situation benötigt entschiedenes Handeln.

Aber leider ist diese Einsicht bei den meisten Betroffenen nicht sonderlich groß. Ja, etwas Angst hat man schon, und Unsicherheit ist auch dabei. Aber die Steuer ist zu bezahlen und da sind noch Kredite, die man begleichen muss, und alle anderen Belastungen, die man nicht so einfach abstreifen kann. Also weitermachen, immer weiter.

Herz in Not

So war es auch bei mir vor einigen Jahren. Die Signale waren da, aber meine Kraft und mein Wille, etwas Entscheidendes am Leben zu ändern, fehlten. Rhythmusstörungen hatte ich auch schon früher gehabt, aber nie dauerhaft und nie gefährlich. Das sollte sich mit 54 Jahren dramatisch ändern. Plötzlich, nach einem medizinischen Kongress, den ich selbst mit viel Aufwand, Einsatz und Aufregung organisiert hatte, kam die Krise. Unerwartet, in der Zeit der Entspannung nach getaner Arbeit, streikte meine Pumpe. Da war nichts mehr zu machen. Keine Entspannungstechnik half. Ich hatte es mir mit meinem Herzen verscherzt. Wiedergutmachung nicht möglich. Also Rettung, Intensivstation, Kardioversion[185] (Wiederherstellung des normalen Herzrhythmus), Herzkatheter, Ablation (Abbrennen von Teilen des Herzreizleitungssystems)[186], kleiner Schlaganfall durch die Rhythmusstörung, drei Wochen Krankenhaus.

Jetzt war ich gezeichnet. Vorbei war es mit der Leistungsschau. Jetzt hatte ich meine Lektion bezüglich Überlebens gelernt. So eine gesundheitliche Krise vergisst man nicht mehr. Aber ich war orientierungslos. In solchen lebensbedrohlichen Situationen ist man wie gelähmt, wie die Maus vor der Schlange.

Ich war unendlich dankbar, meine Frau an meiner Seite zu haben. Sie hat mich durch die Krankheit begleitet und geführt. Ich war zu nichts fähig und zu nichts zu gebrauchen.

Als Weihnachtsgeschenk erhielt ich von ihr keine Krawatte, Socken oder Bücher, sondern eine Fastenkur im Stift Schlägl. (Achtung! Jeder Fastennovize, also -neuling, sollte vor dem Fasten eine ärztliche Beratung anstreben, ganz besonders, wenn gewisse Risken wie eine Herzkrankheit bestehen. Dann muss vermehrt Kalium zugeführt oder die Kalorienreduktion angepasst werden.) Die medizinische Fastenleitung im Stift hatten meine Cousine Viki und ihr Mann Bernhard inne. Und so freute ich mich sehr auf das Treffen mit den beiden. Vom Fasten hielt ich jedoch nicht viel, eigentlich hatte ich Angst davor. Angst zu scheitern, das Ganze nicht auszuhalten und mich schrecklich zu blamieren.

Im Nachhinein hat meine Frau damals instinktiv richtig gehandelt. Sie stellte mich vor vollendete Tatsachen und ließ mir keinen Raum für Ablehnung oder Verweigerung.

Sie hat mir damit definitiv das Leben gerettet oder es zumindest verlängert und mir zu neuer Lebensqualität in ungeahntem Ausmaß verholfen. Dafür stehe ich schwer in ihrer Schuld und bin ihr bis heute überaus dankbar.

Frauen sind einfach fürsorglicher, sie erkennen definitiv schneller, wenn die Gesundheit auf dem Spiel steht. So ist es oft auch in meiner Ordination. Frauen machen die Termine für ihre Männer aus. Frauen sind nicht nur öfter mit Gesundheitsfragen ihrer Kinder konfrontiert als Männer, sondern sorgen sich häufig auch um die Gesundheit ihrer Eltern, Großeltern und anderen Angehörigen.

An diesem Punkt möchte ich auch ein wenig diesen fürsorglichen Aspekt in der Medizin ansprechen. Denn es ist schon sehr erstaunlich, dass alle schwerwiegenden Eingriffe in der Medizin, wie etwa Operationen, hoch im Kurs stehen und mit viel Geld zu begleichen sind, fürsorgliche Aktivitäten mit hohem und komplexem medizinischem Nutzen dafür keinerlei Stellenwert besitzen. Manche Patient:innen denken sich insgeheim: Was viel kostet, ist sicherlich viel wert. Umgekehrt sei Heilfasten unwichtig, weil billig. Warum sollte man für „Nicht-Essen" etwas bezahlen?

Ich besuchte also das Stift Schlägl zum Heilwerden durch Fasten – ab ging es in Klausur.

Sobald der Darm „ruhiggestellt" und nicht mehr ständig mit Verdauungsarbeit beschäftigt ist, beginnt sich die Herz-Pumpe augenblicklich zu erholen. Der vollgestopfte Darm verbraucht 40 Prozent der Herzleistung. Das war mir anfangs nicht klar. 40 Prozent weniger Belastung auf dem Herzen, das ist besser als Rennradfahren im Windschatten. Es ist fast wie Leerlauf, da braucht es plötzlich keine Anstrengung mehr – ein seltsames, fast überirdisches Gefühl der Leichtigkeit machte sich breit. Und die drückende Angst wich mit einem Male aus der Brust. Nach all den Schwierigkeiten mit meiner Pumpe fühlte ich mich schon ein wenig wie ein Hypochonder. Jedes Organgefühl im Brustbereich war für mich bedrohlich geworden, immer wieder zweifelte ich an meiner völligen Genesung. Nun war sie wirklich eingetreten – durch das Fasten. Ich hatte eine Methode gefunden, mein Herz neu aufzuladen, die Akkus wieder zu füllen.

Wer nicht dem Tod schon einmal von der Schippe gesprungen ist, kann sich mein beglückendes Gefühl, meine Erleichterung kaum vorstellen. Nichts essen, den Darm entlasten – und schon geht es der Pumpe besser. Nun war Regeneration für mein Herz jederzeit möglich, nämlich beim Fasten.

Auch die letzten Wochen waren sehr anstrengend. Vor allem für mein Herz. So bin ich dankbar, diese Gedanken aus der Vergangenheit und Vergessenheit hervorzuholen und mir wieder einmal ordentlich ins Gewissen zu reden. Corona hat die letzten Fastenseminare allesamt unmöglich gemacht. Allein hatte ich nicht die Kraft zum Fasten. Jetzt wird mir klar: Martin, es ist höchste Zeit. Dein Herz sehnt sich nach Erholung. Das nächste Fasten muss kommen, deine Pumpe schreit danach.

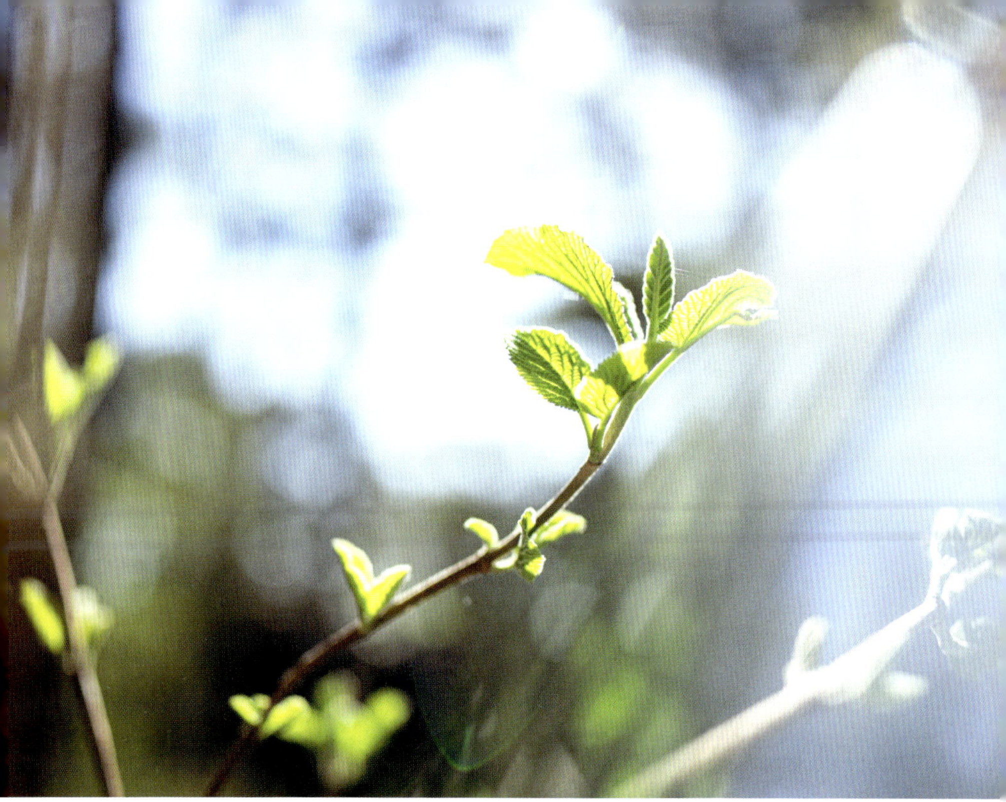

Unser Herz leidet nicht nur unter körperlichen Stresssituationen wie langem Arbeiten oder mangelnder Bewegung. Es sind oft auch seelische Kränkungen, Gefühle von Ohnmacht und Enttäuschung, die es massiv unter Druck setzen. Auch diese Phänomene können beim Heilfasten behandelt und verbessert werden. Meditationen, Einzelgespräche oder geistige Impulse regen an und helfen weiter.

Entwicklungen sind möglich, weil der Körper in seinem Notprogramm innehält und uns die unglaubliche Lösung, die unsere Schöpfung in Jahrmillionen zusammengetragen hat, preisgibt. Wir blättern gewissermaßen durch die Bücher der Bibliothek unseres genetischen Codes, wir spüren unsere Genetik und Epigenetik.

Der Unterschied zwischen Genetik und Epigenetik sei hier kurz angerissen: Am besten ist dieser bei eineiigen Zwillingen zu erkennen. Obwohl sie über dieselben Gene verfügen, gibt es gravierende Unterschiede – diese Unterschiede entstehen durch die Epigenetik (alle Einflüsse aus unserer Umwelt auf unsere Gene). Fasten ist eine Methode, unsere Epigenetik in einer positiven Weise zu beeinflussen. Die Wissenschaft hat sich mit diesen Phänomenen erst in den letzten zehn Jahren beschäftigt. Das Wissen der Menschen über die positiven Wirkungen des Fastens geht hingegen Tausende Jahre zurück.

So schließe ich diesen Absatz mit den Worten des kleinen Prinzen: „Man sieht nur mit dem Herzen gut. Das Wesentliche ist für die Augen unsichtbar."

Fastenexperiment – das erste Mal allein fasten

Mittlerweile zähle ich mich zu den erfahrenen Fastenden, bisher habe ich achtmal gefastet, immer in geführten Gruppen. Doch dieses Mal ist es anders. Es ist Ende 2021 und aufgrund der Corona-Pandemie entfällt das geplante Gruppenfasten. Ich wage mich daher zum ersten Mal in meinem Leben an ein Fasten heran, das ich ganz allein durchziehe. Ich bin gespannt, ob und wie es gelingen wird. Ich beginne das Fasten an einem verlängerten Wochenende und möchte es elf Tage durchhalten.

Fastentagebuch – Tag 1

Normalerweise fange ich mit dem Fasten schon zwei bis drei Tage vor der geplanten Fastenwoche an. Nicht weil ich ein Streber bin, sondern weil ich langsam hineingleiten möchte. Das war bei meinem ersten Fasten, wo ich zu Beginn das Gefühl hatte, sterben zu müssen, noch ganz anders. Mittlerweile weiß ich, dass dieser Prozess meine absolute innere Bereitschaft benötigt. Ist diese gegeben, kann ich den Prozess sogar richtig genießen.

Heute bin ich bereit. Am Morgen stehe ich mit dem Wissen auf, dass ich das Fasten nun beginne und dass mich niemand davon abhalten kann. Keine Schokolade, keine freundliche Einladung zum Snack, kein kleines Bier am Abend. Ich weiß: Heute bleibe ich hart, weil ich mich liebe, weil ich meiner Gesundheit einen Boost geben möchte.

Da für mich Fasten auch eine Zeit der Besinnung ist, lese ich einige Zeilen in der Bibel. Dann geht's auf die Yogamatte. 30 Minuten im Morgengrauen. Alles zwickt und zieht. Heute starte ich im Liegen, denn ich bin schlapp und möchte nur sanfte Übungen machen. Ich beuge und verdrehe den Körper behutsam und im Atemfluss. Je sanfter und konzentrierter ich in mich hineinatme und je bewusster ich die Bewegung ausführe, desto mehr lösen sich meine Muskelverhärtungen und öffnen sich meine Meridiane[187] – und wie bei einem Rohr, das verstopft war, beginnt alles zu fließen. Die anfänglich sehr schmerzhaften Bewegungen werden immer leichter und weicher. Schön langsam wandelt sich die schlimme Schinderei in ein gewisses Glücksgefühl. Bewegung muss kein Kampf sein, Bewegung muss fließen – mit der Atmung und mit dem Geist. Plötzlich verstehe ich, was Achtsamkeit tatsächlich heißt. Ich bewege mich völlig bewusst, jeder Gedanke, die ganze Aufmerksamkeit gilt der Bewegung, alles andere wird ausgeblendet. Diese Minuten sind beglückend – warum nehme ich mir so selten Zeit für so ein kostbares Ritual? Warum sind die Gedanken jetzt angenehm ruhig, während sie mich im Alltag oft in große Hast versetzen?

Auf dem Tisch brennt eine Kerze, das einzige Licht. Ich bin nun ganz bei mir. Mein Körper gibt mir das Gefühl, dass er zufrieden ist mit meiner Entscheidung, mit dem Fasten zu beginnen. Nun noch ein paar Übungen im Vierfüßlerstand und zuletzt noch im Stehen.

Dann geht es auf den Stepper. 30 Minuten bei sanften Rumba-Klängen. Die Musik gibt den Rhythmus für die entschleunigende Bewegung vor. Mein Geist wird ganz sanft. Tiefe innere Freude macht sich breit, ebenso wie Schmerzfreiheit, Wärme, Wohlbefinden.

Das wird ein guter Tag. Nun duschen. Auch beim Fasten will ich sauber und gepflegt sein und mir nicht anmerken lassen, dass ich eine besondere Zeit erlebe. Das warme Wasser tut das Seine zum Wohlergehen. Dann folgen Rasieren und eine besonders genaue Zahnhygiene. Nicht zu essen bedeutet nicht, dass man sich die Zähne nicht putzen sollte. Das Fasten verursacht oft einen eigenwilligen Geschmack im Mund, die Zähne fühlen sich belegt an. Nach Verwendung von Zahnseide gehe ich zum Abschluss in die Küche, nehme einen Esslöffel Olivenöl in den Mund und praktiziere das sogenannte Ölziehen[188]. Das Olivenöl wird dabei im Mundraum verteilt und durch die Zahnzwischenräume gesogen und gepresst. Das bewirkt glatte Zahnoberflächen und gibt einen frischen, sauberen Geschmack. Geschluckt wird das Öl jedoch nicht, das wären viel zu viele Kalorien.

Danach noch etwas Magnesium[189] zum Abführen, denn der Darminhalt sollte alsbald ausgeschieden werden. Sollte das nicht gelingen, entstehen Fäulnisprozesse im Dickdarm und das Wohlgefühl geht schnell verloren. Gärender Stuhl für sieben bis zehn Tage im Bauch, das kann nicht gutgehen. Das sollte alsbald alles raus. Mit Einlauf oder Klistier, mit Magnesium oder pflanzlichen Abführmitteln. Dann nehme ich noch ein paar Tropfen Vitamin D[190, 191], das ist gut für Knochen, Muskeln und Immunsystem.

Nun werden noch die Füße mit Vaseline gecremt und die circa 30 Fußknochen sanft mobilisiert. Die bekommen sonst nie Aufmerksamkeit. Lockere, entspannte und gut mobilisierte Füße sind für unsere Gesundheit nicht zu unterschätzen, denn der Gallenblasenmeridian[192] zieht vom Scheitel bis zur Sohle. Und, wie bereits gesagt, Meridiane müssen fließen, sonst sind sie wie verstopfte Rohrleitungen. Vor allem der Blasenmeridian[193] ist wichtig. In der Orthopädie und Schmerztherapie ist er einer der Hauptakteure – er zieht von der Stirn über das Hinterhaupt und weiter vom Rücken beidseits hinab über das Gesäß, über die Rückseite der Beine bis zum Fußaußenrand.

Schweren Herzens steige ich nun auf die Waage: 91,4 Kilogramm. Na, da haben wir die Katastrophe, das sind mindestens 10 Kilo über Normalgewicht. Ich habe es schon an meiner engen Kleidung gefühlt – sogar die Stretch-Jeans wurden immer enger.

Noch den Blutdruck messen: 160/85. Das ist auch viel zu hoch. Ich habe mich in letzter Zeit viel zu viel aufgeregt. Damit muss jetzt Schluss sein! Heute bin ich cool und entspannt. Ich bin jetzt ein Heilfastender, geerdet und besonnen. Die Menschen um mich werden merken, dass ich ein anderer bin, aber sie werden es nicht verstehen, denn ich habe niemandem davon erzählt. Meine Gesprächspartner werden in den nächsten Tagen hoffentlich bemerken, dass ich aufmerksamer und nicht so getrieben bin. Das wird mir auch helfen, fürsorglicher anderen gegenüber zu sein. In meinen Worten wird Aufmerksamkeit, Achtsamkeit und Kraft liegen.

Und tatsächlich: Da ist plötzlich keine Spur von Depression und Rückzug mehr, keine Angst, kein Zaudern und Zögern.

Meine heutige Diät: Wasser, Tee und verdünnte Buttermilch mit etwas Weichselmarmelade (Konfitüre). Das klingt nach nichts, doch das Erlebnis ist umwerfend: So ein kleiner Löffel Marmelade! Und die edle Buttermilch mit Wasser und burgenländischem Kirschenaroma. Wahnsinn! Da explodieren die Sinne und der Magen ist mit einer geringen Menge schon zufrieden. Nach dieser einmaligen Sättigung mit circa 200 kcal um 14.30 Uhr ist es dann auch schon vorbei mit Kulinarik. Heute gibt es nichts mehr zu essen. Ich freue mich schon auf das Schlafen – ohne vollen Bauch, ohne nächtlichen Reflux[194] und ohne Hüsteln.

Fastentagebuch – Tag 2

In der Früh auf die Waage. 90,6 Kilo. Man soll sich ja nicht täglich wiegen, aber in den ersten Tagen des Fastens ist das Wiegen eine echte Motivation. Schon lange habe ich mir geschworen: Einen 9er vorne darf es nicht mehr geben. Doch weil ich wegen der Corona-Maßnahmen schon länger an keiner Fastengruppe teilnehmen konnte, habe ich nun zu viel Fett an den Rippen. Jedes Mal beim Fasten verliere ich im Schnitt vier Kilo, davon zwei Kilo reines Fett – umgerechnet acht Packungen Butter – in nur einer Woche. Das ist nicht schlecht! Die ersten Tage verliert man jedoch vorwiegend Darminhalt und Wasser. Aber der Körper merkt bereits jetzt, dass es in die richtige Richtung geht.

Mein Morgenritual mit Lesen, Meditation und Yoga ist heute etwas verkürzt – denn unsere Enkelkinder kommen zu Besuch. Während meine Frau mit ihnen lernt und bastelt, bin ich zum Einkaufen und Kochen abkommandiert. Zuerst denke ich mir: Kochen und gleichzeitig Fasten – das wird schwierig.

Meine Bedenken waren überflüssig, denn es schneit. Jeder Mensch, der kleine Kinder hat, weiß, was dann passiert. „Oma, Opa, es schneit!" Jetzt wird dem jahreszeitlichen Wunder alle Aufmerksamkeit geschenkt. Im Garten wird gespielt, Schneebälle werden abgefeuert und mit dem Kinderregenschirm abgewehrt. Die Stimmung ist ausgelassen und ich habe keine Zeit, an Nahrungskarenz, Überwindung und Askese zu denken. Später werden die Aufgaben im Homeschooling[195] eingemahnt, auch wenn die Kleinen noch lange ganz verzaubert vor der Terrassentüre stehen und sich an der weißen Pracht nicht sattsehen können.

Dann werde ich zum Gärtner geschickt, um Biogemüse zu besorgen. Mit einer Holzkiste in der Hand kaufe ich ein. Geplant ist Rindsuppe (Rinderbrühe) mit Tafelspitz. Da kann ich Suppe essen, während die anderen das komplette Menü inklusive Apfelkren (Soße mit Kren (Meerrettich) und Apfel), Fleisch und Petersilienkartoffeln bekommen. Sellerie, Karotten, Kartoffeln und Lauch sind zum Glück vorrätig und so füllt unser Gärtner mein Kistchen voll. Was für ein Duft, was für ein Aroma! Warum mache ich das nicht öfter? Ganz bewusst kochen und essen mit allen Sinnen. Karotten und Sellerie gibt es direkt aus der Erde. Es ist wirklich ein ganz besonderes Erlebnis, beim Gärtner zu kaufen und diese unglaublichen, in Supermärkten oft nicht mehr vorhandenen Düfte und Geschmäcker wiederzuentdecken.

Zu Hause angekommen, wird das Gemüse geputzt und die Rindsuppe im Topf auf der Herdplatte zugestellt. Die „Droge" am heutigen Tag ist etwas Muskatnuss für die Suppe. Ich habe diesen Tipp von meiner Oma bekommen. In Maßen verwendet, macht dieses Gewürz den Körper ganz lebendig. Noch Pfeffer und Salz, und das war es schon. Die Petersilie für die Kartoffeln wird fein gehackt. Natürlich koste ich ein, zwei Teelöffel von dem grünen Blattwerk, es hat ja keine Kalorien und ist reich an Vitamin K[196]. Es schmeckt wirklich hervorragend und bringt die beim Fasten etwas fade Geschmackssituation wieder auf Touren. Auch beim Schnittlauch für die Suppe greife ich zu. Ein paar Häppchen geschnittener Schnittlauch, und mein Leben ist gerettet. Mein Tipp für Fastende: Gib geschmacksintensive Kräuter in die Suppe, dann hast du das Gefühl, dass nichts, aber auch gar nichts fehlt.

Als alle am Tisch sitzen, beginne ich, meine Rindsuppe zu löffeln. Natürlich haben sich zwei kleine Karotten und ein wenig Sellerie in die Schüssel verirrt (das sollte eigentlich nicht sein, aber ich mache auch Sport, da geht das schon). Und wirklich, die Suppe gibt ordentlich Kraft und wärmt an so einem kalten Wintertag. Nach einer Schüssel Suppe bin ich voll. Das kommt vom bereits geschrumpften Magen. Das Fassungsvermögen nimmt bei Flüssignahrung ab und es stellt sich alsbald ein wohliges Völlegefühl ein. Außerdem habe ich mir beim Suppelöffeln bewusst Zeit gelassenen, auch das ist wichtig.

Nun kommt der Leberwickel. Der Körper ist etwas schlapp und müde und eine Stunde Ruhen mit einer Wärmflasche an der rechten Flanke in der Höhe der Leber tut unendlich gut. Das Zulassen von Schwäche und Müdigkeit ist beim Fasten anfangs immer ein Thema. Man möchte den Helden spielen und dann wird man so richtig müde. Hinlegen, Leberwickel ist angesagt, und eine Stunde später sind die Zuckerlager in der Leber wieder etwas aufgebaut und der so notwendige Zucker fürs Gehirn – wenn auch nur wenige Kilokalorien – ist wieder abrufbereit.

Ich stehe auf und nippe am Kaffee meiner Frau (das sollte man eigentlich nicht tun, aber zu Hause gibt es halt Verführung!). Meine Frau lädt mich zu einem ausgedehnten Spaziergang ein. Ich nehme meine Kalorienuhr mit, denn ich möchte wissen, wie viele zusätzliche Kalorien dabei verbraucht werden. Es ist ein stimmungsvoller Advent-

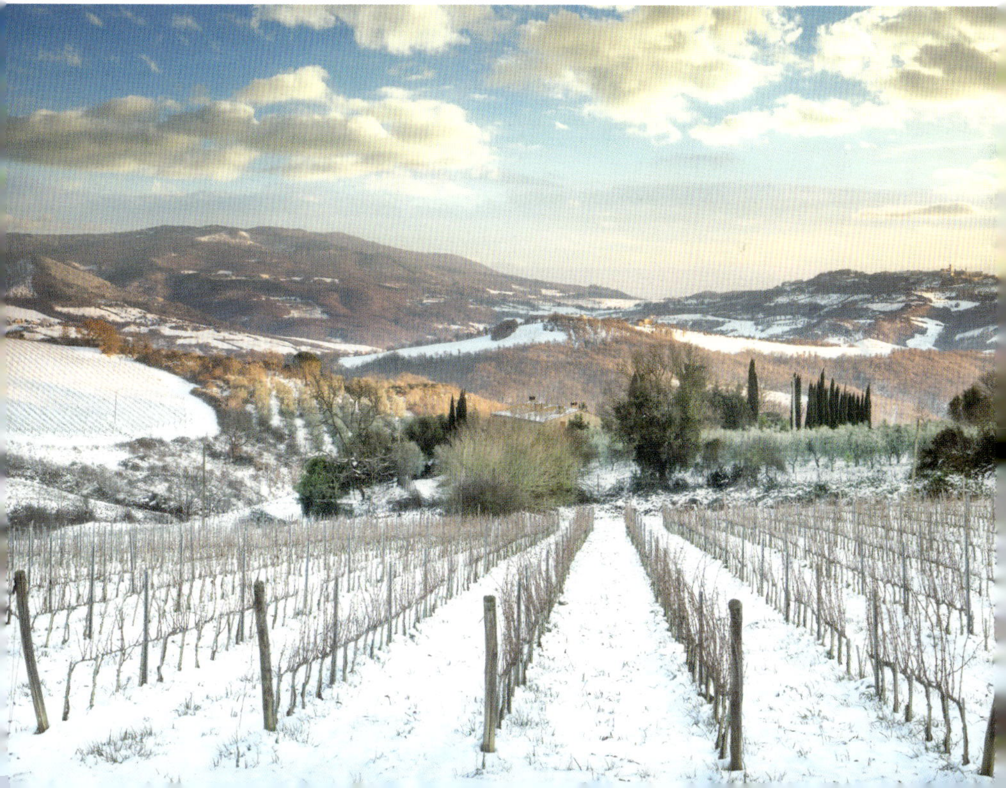

tag. Schnee liegt auf den Hügeln und Weingärten. Außer ein paar Hundebesitzer sind keine Menschen zu sehen, vielleicht sitzen viele zu Hause bei Punsch und Keksen. Wenn mein Blick über die Landschaft schweift und ich die Natur in ihrer Vegetationspause sehe, dann ist meine persönliche Pause auch sehr stimmig. Die Pflanzen ruhen und ich faste. Nach eineinhalb Stunden gemächlichem Wandern und gemeinsamen Gesprächen wird die Stopptaste auf meiner Kalorienzähluhr gedrückt. 481 kcal habe ich verbraucht. Das heißt, ich konnte meinen Verbrauch an Energie gegenüber einer Ruhephase um mehr als 75 Prozent steigern. Ich bin also nicht nur gut durchbewegt und durchgelüftet, sondern habe auch Fett verbrannt. Mein Bauchspeck hat pro Kilogramm 7000 kcal, einen Bruchteil davon bin ich also bereits losgeworden.

Wenn ich heute noch 500 kcal am Hometrainer schaffe, dann sollte ich insgesamt 2800 kcal verbraucht haben, minus Nahrungsaufnahme von 500 kcal macht 2300. Mal 3 ergibt das 6900 kcal – damit schaffe ich in drei Tagen bestimmt ein ganzes Kilogramm Bauchfett. Denn beim Fasten greift der Körper immer zuerst auf Zellmüll (Autophagie) und Fett zu.

Als Belohnung gibt es Adventstee mit Zitrone und einem Teelöffel Honig, das tut jetzt wirklich gut. Beim Fasten ist das Frieren manchmal echt unangenehm, aber der heiße Tee mit Zimt und Honig und dem Saft der im letzten Herbst selbst gepressten und tiefgefrorenen Biozitronen aus Sizilien tut gut und der Geschmack öffnet die Seele.

Nach kurzer Besinnungspause geht es zum letzten „Event“ des Tages. Rauf auf den Hometrainer[197]. Wieder mit der Pulsuhr bestückt, Kalorienzählen ist angesagt. Radtraining ist für mich Routine, aber das war es nicht immer. Mit 42 Jahren plante ich ein Fitnessprogramm für meinen damals völlig untrainierten Körper. Ich schrieb mich ins Fitnesscenter ein, machte zuvor einen medizinischen Check mit Ergometrie, was ich auch jetzt noch immer wieder tue. Völlig untrainiert und unvorbereitet sollte man mit 40 Jahren plus kein Kardiotraining beginnen. So setze ich mich auf den Hometrainer, es ist ein Spinning-Rad, das heißt, die Kette greift auf eine bremsbare Schwungscheibe zu. Das vermittelt ein sehr rundes Tretgefühl, vor allem bei geringem Widerstand, und ist besonders gelenksschonend. Ein wenig habe ich beim Training das Gefühl, irgendwo in Europa auf alten Strecken vor Rom oder in Sizilien unterwegs zu sein. Dazu gibt es Musik per Kopfhörer. Ich höre anfangs schnelle Rhythmen wie Salsa und Samba, damit die lahmen Beine bei geringem Widerstand und hoher Drehzahl auf Touren kommen. Von einem befreundeten Sportwissenschaftler weiß ich, worauf es nun ankommt. Die Sitzposition gut ausrichten. Entspannte, aufrechte Körperhaltung, Gesäß eher nach hinten, Rücken lang machen, Brust Richtung Knie, möglichst wenig auf den Händen aufstützen bzw. möglichst frei fahren. Die Beine bewegen sich schön langsam von selbst und es geht mit 100 bis 120 Umdrehungen pro Minute Richtung Berg. So fahre ich circa zehn Minuten mit einem Puls von 110 bis 120 dahin. Dann erhebe ich mich und radle stehend, im Fachjargon „Jump“[198] genannt. Der Widerstand wird entsprechend erhöht und es geht hinauf auf den vermeintlichen Pass. Für drei Minuten geht der Puls Richtung 150 Schläge pro Minute, die Oberschenkel und das Gesäß ziehen bereits. Dann wieder in den Leichtlauf, sozusagen bergab für die nächsten sieben Minuten. Ich schaffe fünf Jumps, bei Minute 53 kommt das Cool-down[199]. Die Stunde ist schnell vorbei. Ein Handtuch zum Stirn-Abwischen oder ein Stirnband ist sehr zu empfehlen. Bei einem Puls vom 150 rinnt der Schweiß ordentlich. In der letzten Minute kehrt der Puls auf unter 90 zurück. Die schnelle Regeneration ist ein gutes Zeichen, die Pumpe funktioniert noch einigermaßen.

Nach dem Duschen und einer ausführlichen Nagel- und Gebisshygiene massiere ich Füße und Beine, danach geht es ab ins Bett.

Fastentagebuch – Tag 3

Ich habe echt gut geschlafen. Fasten verbessert die Nachtruhe. Da drückt kein Essen, man hat kein Sodbrennen, keinen Reflux mit Aufstoßen, keinen Husten. Irgendwie fühle ich mich auch schon insgesamt leichter. Ab auf die Waage. Toll, der 90er ist geknackt! Nicht nur für heute, sondern für immer soll das sein, das ist mein heutiger Vorsatz, den ich mir hinter die Ohren schreibe. 89,8 Kilo zeigt die digitale Waage an. Da kann man wirklich stolz sein. Jetzt aufzuhören wäre natürlich dumm. Pro Tag kann der Körper maximal 300 bis 400 Gramm Fett abbauen, der Rest ist Wasser, Darminhalt etc. Also nur kein Übermut, 7 bis 10 Tage machen 2 bis 3 Kilo Fett netto. Das möchte ich nicht gleich wieder hinauffuttern. Würde ich jetzt das Fasten brechen, wäre das Ausgangsgewicht am nächsten Tag schon wieder erreicht oder sogar überschritten. Das wäre dann der klassische Jo-Jo-Effekt.

Heute fällt das Morgenritual flach. Es sind einige Aktivitäten angesagt. Müllentsorgung am Bauhof. Und das Auto muss dringend in die Werkstätte.

Zu Mittag gibt es die Suppe von gestern mit Petersilie und Schnittlauch. Und Tee ohne Zusätze gibt es in beliebiger Menge. Danach ist Schlittenfahren mit den Enkeln angesagt. Das macht großen Spaß. Schlitten raufziehen und dann mit Gejohle hinunterflitzen. Wieder und wieder. 350 kcal schmelzen dabei weg. Schneeballschlacht und ausgelassene Stimmung. Beim Hochziehen der Schlitten wird mir bewusst: Langsam, langsam, sonst wird dir das zu viel!

Der Körper im Fastenmodus ist erstaunlich ausdauernd, aber doch mit etwas Vorsicht zu behandeln. Bei Belastungsspitzen ist eine Art Energieloch zu verspüren. Die Ausdauerleistung bei geringer Belastung ist jedoch extrem hoch, was man eigentlich nicht erwarten würde. Man muss dem Körper Zeit geben, bis er auf Touren kommt. Dann heißt es dranbleiben und nicht gleich schlapp machen. Da haben viele Menschen eine falsche Vorstellung. Sie meinen ihrer Schwäche sofort nachgeben zu müssen – oder sie übertreiben in der Anfangseuphorie maßlos. Es benötigt etwas Erfahrung, um dem Körper in unterschiedlichen Situationen das richtige Maß abverlangen zu können. Um zu entdecken, wieder der Körper wirklich funktioniert, braucht es Rituale – oft funktioniert er nämlich nicht so, wie wir annehmen. Das betrifft das Übertreiben genauso wie die Unterforderung. Gerade beim Aufwärmen plagt sich der Körper immens. Man spürt richtig die innere Ablehnung. Um überhaupt mit Bewegung zu beginnen, helfen Rituale oder eben auch Kinder, die einen brauchen, Hunde, die ausgeführt werden wollen, oder ein gemeinsamer Spaziergang.

Anfangs ist in Sachen Bewegung während des Fastens viel Testen notwendig. Wann kann ich welche Phänomene erwarten? Beim Ausdauersport kommt das Runners High bei mir nach 10 bis 15 Minuten. Es ist etwas abhängig von der Belastung. Der erste Jump (das Aufstehen aus dem Sattel bei Steigungen) am Hometrainer mit einem Puls von 150, einem Ziehen in den Beinen und ersten Schweißperlen auf der Stirn löst bei mir meist ein Glücksgefühl aus. Mit dem Rhythmus der Musik nehmen die Beine Fahrt auf und bleiben dann auf Touren, ohne dass ich darüber nachdenken muss. Beim Cool-down muss ich mich zwingen aufzuhören, den Widerstand ganz herauszugeben und den Puls fallen zu lassen. Was zu Beginn unvorstellbar scheint, beweist die Beobachtung zuletzt. Viele Dinge im Körper müssen gelernt werden, erst dann machen sie Spaß oder bringen einen weiter. So habe ich bei jedem Fasten, bei jedem Training mit einem Coach und vielfach auch nur auf mich allein gestellt dazugelernt. Das Wichtigste ist: Immer weitermachen und nicht faul werden mit der Zeit. Bewegung das ganze Jahr lang machen.

Heute hat mich auch meine Frau mit Blicken und Worten für mein Durchhalten bewundert. Der Bauch sei nicht mehr so dick.

Es folgt noch das Blutdruckmessen. 130/85 – das ist ein Normalwert. Auch der Stresspegel ist offensichtlich mit dem Fasten gefallen – nach dem Motto: Ohne Zucker geht es etwas langsamer und entspannter weiter. Wo kein Zucker, dort kein Turbo. Ich bin erfreut und fühle mich ermutigt, weiterzufasten. Viel Bewegung tut beim Fasten offensichtlich gut. Heute waren es mit Spaziergang, Schlittenfahren und Hometrainer drei Stunden.

Jetzt schreibe ich beglückt die letzten Zeilen für diesen Tag.

Fastentagebuch – Tag 4

Heute hätte das Fasten unserer Gruppe beginnen sollen. Doch die Pandemie hat uns einen Strich durch die Rechnung gemacht. Ich habe dann aus Trotz und Frust begonnen, allein zu fasten. Das ist neu für mich, denn bislang habe ich immer in der Gruppe (mit viel Erfolg) gefastet. Ich habe mit dem jetzigen Fasten an einem verlängerten Wochenende begonnen, aber ab morgen kommen vier lange und anstrengende Arbeitstage auf mich zu.

Nun zum heutigen vierten Fastentag: Ich gehe zur Messe und bin überrascht, trotz Lockdowns viele Menschen in der Kirche zu sehen. Alle halten brav Abstand und tragen zusätzlich eine FFP2-Maske. Die Stimmung ist eigenartig, weil der Pandemie trotz der Impfungen und der vielen Maßnahmen leider nicht die Luft ausgeht. Vielmehr gibt es plötzlich einen neuen Erreger, eine neue Mutation, Omikron genannt, die die ganze Welt in ihren Bann zieht. Noch infektiöser soll sie sein, und die Wirkung der Impfungen scheint fraglich.[200]

Ich bin Lektor in unserer Pfarre und treffe mich mit dem Pfarrer und einigen Bekannten im Freien, mit Maske. Es liegt etwas Hoffnungslosigkeit in der Luft. Das kann man spüren.

Ich muss jetzt nach Hause und meine Suppe zubereiten. Es wird eine Kohlsuppe mit Kümmel; ich freue mich auf den fein-bitteren Geschmack. 100 Gramm Kohl in der Suppe ergeben circa 150 kcal. Die Bitterstoffe im Kohl heißen Glucosinolate[201], das sind schwefelhaltige chemische Verbindungen, die auch präventiv gegen Darmkrebs wirken. Kohl enthält auch Vitamin C, viel Kalium und ein wenig Calcium[202]. Grün ist gesund und ein wenig bitter ist ebenso gesund. In die Suppe kommt eine Menge Kümmel. Auch der ist gesund, entzündungshemmend, verdauungsfördernd und er hilft beim Abnehmen. Ich genieße diese Suppe in vollen Zügen und habe gleich anschließend ein sehr angenehmes Gefühl im Bauch.

Nach kurzer Mittagsrast dann ein ausgedehnter, zweistündiger Spaziergang. Und dann noch 50 Minuten am Hometrainer … Das war doch zu viel. Ich bin müde, erschöpft, habe etwas Angst vor morgen. Ein voller Arbeitstag ganz ohne Zucker? Ich denke, Kompromisse werden nötig sein. Aber das Fasten, das so schwierig begonnen hat, möchte ich dennoch nicht brechen. Ob das gelingt, ist fraglich. Dennoch werde ich es versuchen, und die nächsten Tage werden es zeigen.

Falls das Fasten einen Tag unter der Woche nicht funktionieren sollte, wäre das kein Malheur. Bei elf Fastentagen bliebe genug Zeit, um das zu kompensieren. Man muss die Sache positiv sehen. Ich habe bereits zwei Kilo in vier Tagen verloren. Jetzt kommt eben die Bewährungsprobe – Fasten im Alltag.

Fastentagebuch – Tag 5

Fasten im Alltag steht heute auf dem Programm. Ich bin schon gespannt, wie das wird. Mit 89 Kilo und einem Blutdruck von 120/80 geht es in den ersten Arbeitstag. Als Frühstück gibt es Kräutertee und auch etwas Kaffee, weil Tee allein zu wenig Power bringt. Auf der Yogamatte bin ich eher steif und unbeweglich, bei dem kalten Schneewetter draußen spüre ich meine Knochen. Ich nehme Magnesium (Brause) und wie immer ein paar Tropfen Vitamin D.

Der Vormittag in der Arbeit ist noch etwas zäh, aber durchaus erfolgreich. Ich habe das Gefühl, meine Patient:innen bemerken zwar nicht, dass ich faste, aber sie haben irgendwie mehr Achtung mir gegenüber, sie spüren, dass etwas anders ist, dass ich weniger konfliktscheu und bestimmter bin als üblich. Das hilft therapeutisch ungemein. Irgendwie setzt da eine therapeutische Klarheit ein, die dann auf weniger Widerstand trifft. Mit der Länge des Tages wird es immer einfacher und ich fühle mich trotz der vielen Arbeit frisch.

Mittagspause, etwas Kohlsuppe, vielleicht ein wenig mehr als sonst. Ich muss ja noch bis abends durchhalten. Aber kein Naschen.

Der Tag gelingt wirklich fantastisch. Ich muss gestehen, ich bin überrascht. Im Gegensatz zum Sonntagabend mit der Müdigkeit und den Ängsten bin ich jetzt sehr zufrieden. Ich habe natürlich wenig Bewegung gemacht und bin um fast 22 Uhr nicht mehr bereit zum Bewegungstraining und damit zum erweiterten Kalorienverbrauch. Dafür verzichte ich auf einen Abendtee mit Zitrone und etwas Honig, sozusagen als Ausgleich.

Nach dem Duschen lege ich mich nieder, die Nachtruhe wird mir guttun.

Aufgefallen ist mir auch, dass mein Herz ganz ruhig geworden ist. Keine spürbaren Herzschläge mehr, wie ich das sonst bei Stress und vollem Bauch schon öfters hatte. Beim Duschen bemerke ich, dass meine Haut sehr trocken ist. Normalerweise kenne ich das nicht. Es ist ein deutlicher Unterschied zum Nichtfasten zu spüren.

Ich möchte heute nicht zu euphorisch schließen, denn es liegen noch drei Arbeitstage vor mir. Aber ich kann vielleicht sagen, dass man als Fastender möglicherweise etwas Besonderes ausstrahlt und dass einen eine gewisse unsichtbare Aura des nicht so schnell Analysierbaren umgibt. Manchmal kann man sich einem gewissen Zauber dieses Zustands nicht entziehen. Das Gefühl, zwar anwesend zu sein, aber trotzdem ausreichende Distanz zum Leid und zu den Problemen der Patient:innen zu haben, ist für mich fühlbar. Fasten eröffnet uns Menschen ein Programm, das offensichtlich schützt, regeneriert und uns auch bei der beruflichen Tätigkeit neue Blickwinkel bietet. Mit dieser Essenz möchte ich diesen Tag beschließen und ich bin schon gespannt, wie es morgen weitergeht.

Fastentagebuch – Nacht vom 5. auf den 6. Tag

Diesmal schlafe ich in der Nacht schlecht und liege wach. Kurz nach 1 Uhr sehe ich auf meine Uhr und mir fällt auf, dass ich mich anders fühle. Der Körper ist mehr eins, er hat sich irgendwie zusammengezogen, ist nicht mehr prall und gespannt. Eigentlich ein gutes Gefühl, so konsistent zu sein. Auch die Bauchdecke ist wieder zu fühlen. Zuvor war sie ohne Aktivität, einfach vorgewölbt durch den „Blähbauch", wie meine Frau manchmal ätzend bemerkt. Jetzt bin ich nicht mehr der willenlose Schwächling, sondern ein kleiner Held auf dem harten Weg zum Adonis 2022.

Die Verspannungen im Nackenbereich und in den Schultern sind beträchtlich, und das schon seit Jahren. Seit dem letzten Winter schmerzt die linke Schulter auch bei Belastung, ein wenig auch die rechte Hüfte. Aber das habe ich bislang erduldet und wenig dagegen unternommen, weil ich mir keine Zeit dafür genommen habe oder nicht achtsam genug war. Jetzt ist die Zeit gekommen. Das Fasten hat den Körper offensichtlich ausreichend vorbereitet, sodass Schwellung und Entzündung bereits beginnen, den Körper zu verlassen. Wie soll ich meine müden Gelenke im Alltag mobilisieren, wenn dort Entzündung herrscht und Flüssigkeitseinlagerungen Druck aufbauen? Jetzt aber ist die Vorbereitung für die Remobilisation[203], das Wieder-in-die-Gänge-Kommen, perfekt, weil die Flüssigkeit bereits ausgeleitet und die Entzündung zusammengebrochen ist. Die Energiezufuhr ist so stark gedrosselt, dass überschüssige Energie (auch Entzündung benötigt Energie) eingespart werden muss. Vielleicht ist auch schon die Autophagie am Werk, die interne Müllverbrennung, die den Zellmüll verheizt?

Ich beginne daher nun, mitten in der Nacht, mit schmerzhaften Lockerungen der Schulter. Das Dehnen tut weh, aber der Effekt ist beeindruckend: Nach der Prozedur kann ich wieder auf meinen Armen und Schultern in Seitenlage ruhen und so besser schlafen. Vor allem das Einschlafen war zuletzt immer schwierig, weil die Seitenlage mit Arm und Schulter unter dem Kopf, die ich am liebsten mag, nicht mehr möglich war. In der Früh muss ich das gleich aufschreiben, denke ich mir, und schlafe schon in Rechtsseitenlage ein.

Beim Aufwachen habe ich ein seltsames Erlebnis. Wenn ich träume, merke ich mir die Inhalte nur selten, aber diesmal läuft ein Film in meinem Bewusstsein ab: Ich gehe im Traum durch ein mir fremdes Krankenhaus und entdecke darin ein Geschäft mit Schreibwerkzeug – Federn, Filzstiften, Bleistiften. Alles leuchtet in einem Gelb wie bei den Minions, die die Enkel so lieben. Dort gibt es auch ein großes Buffett mit leckeren Speisen. Ich beginne, ohne eingeladen zu sein, zu essen. Es schmeckt so herrlich und ich kann nicht aufhören. Dann fällt mir ein: Ich sollte ja lieber fasten! Der letzte Bissen Konfekt mir fällt wie vom Blitz getroffen aus der Hand und ich bin wach.

Fastentagebuch – Tag 6

88,9 Kilo, Blutdruck 130/80. Die Nacht war recht unruhig mit wirren Träumen. Am Morgen fühle ich mich etwas abgeschlagen. Nach dem Frühstück mit etwas Kaffee, Magnesium-Brause, Ölziehen, Vitamin D, Beine-Eincremen und etwas Morgengymnastik sowie einer kleinen Bibel-Lesepause geht es ab in die Ordination.

Der Arbeitstag gelingt gut. Die Mittagssuppe tut wirklich gut, sie ist sehr wichtig, weil ich mich dann erwärmt und gekräftigt für die zweite Tageshälfte fühle. Auch bewahrt sie mich vor Heißhungerattacken. Sie gibt mir auch das Gefühl von Völle und davon, nicht schlapp und ausgemergelt zu sein.

Mit diesem körperlichen und geistigen Gefühl ist es einfach, Menschen mit Gewichtsproblemen, die in meiner Ordination für Orthopädie und Schmerztherapie keine Seltenheit sind, gegenüberzutreten. Ich bin nun im Modus des Fastens, der einem so guttut und der so viel Positives bringt, und habe einen Patienten vor mir, der mit den Mechanismen des Fastens – der Reduktion, dem Runterkommen – mit Sicherheit einen Großteil seiner Probleme lösen könnte. Aber er sieht den Ausweg nicht, sieht keine Lösung, ist hoffnungslos und verzweifelt. Fragt sich, warum Medikamente, Spritzen und alle möglichen Verfahren bei ihm wirkungslos geblieben sind. Patient:innen wollen oft nicht hören, dass sie ihren Lebensstil verändern müssten, damit es ihnen besser geht. In meiner momentanen Situation als Fastender gelingt es mir besser, mit dieser Botschaft durchzudringen. Ich kann dem Patienten eine Strategie aufzeigen.

Abends merke ich dann doch einen gewissen Einbruch. Tagsüber habe ich immer, wenn mein Gehirn begonnen hat zu schwächeln, etwas verdünnte Molke mit Mango getrunken. Und zwischendurch eine Mandarine gegessen. Das hilft und erfrischt. Das Gehirn läuft wieder auf Hochtouren und die Müdigkeit und das ständige Bedürfnis zu gähnen sind mit einem Mal vorbei.

Zu Hause angekommen, finde ich mein Handy nicht, aber es ist mir egal. Ich bin jetzt einfach leer und müde. Meine Frau hat mir frisch gepressten Orangensaft gemacht und ich schlürfe ihn mit großem Genuss und Dankbarkeit. Vitamin C[204] im Winter ist sehr wichtig und der Geschmack und Duft des Südens großartig.

Fastentagebuch – Tag 7

88,4 Kilogramm zeigt die Waage früh am Morgen an. Drei Kilo sind bereits weg, das macht 12 Stück Butter. Ich glaube, jetzt ist es Zeit für eine kleine Belohnung. Aber das könnte bei einem prall gefüllten Kühlschrank gefährlich werden, Kontrollverlust ist zu befürchten.

Also bleibe ich noch liegen und denke über den kommenden Tag nach. Aber eigentlich kann ich nicht denken – ich habe nur Hunger, und Hunger macht dumpf. Da ist keine Freude, keine Hoffnung, keine Zukunft. Dieser Hunger macht mich fertig, schon Minuten nach dem Erwachen. Diesen Zustand erleben Millionen Menschen auf der Welt, andauernd. Das Schlemmen und Essen und das Übergewicht in unseren Ländern des Konsums und Überflusses ist nicht zu fassen!

Ich fühle mich gepeinigt, nun fasten zu müssen. Ich muss da raus. Runter zum Kühlschrank.

Die Tür öffnet sich und das Erdbeer-Rhabarber-Joghurt springt mir ins Auge und mitten in die Seele. Drei Esslöffel dürfen sein. Der Geschmack ist köstlich, ich bin wie im Rausch. Ein Röllchen Käse-Prosciutto wird nun andächtig verzehrt, es ist so lecker. Ich spüre das kostbare Salz für den Organismus. Fast augenblicklich nimmt mein Körpertonus zu. Ich fühle noch Bedarf an Vitamin C und Zucker, den ich in frisch gepresstem Orangensaft finde.

Mental am Meer und in der Sonne Italiens angekommen, beginnt sich mein Körper wie von Zauberhand zu erheben. Nichts mehr ist vorhanden von diesem drückenden, hoffnungslosen Gefühl. Ein paar Kalorien reichen aus und mein Körper geht auf Turbo-Boost. Wie wenig doch nötig ist, um volle Power zu erhalten! Was stopfe ich sonst oft unsinnig in mich hinein! Mit Musik beginne ich jetzt zu tanzen. Während der 45 Minuten (es gibt Tausende Möglichkeiten, sich tanzend zu bewegen, allein, als Paar oder in der Gruppe – ich bin gerade allein und bewege mich eher sportlich zu Latino-Rhythmen) sausen mir unendlich viele Gedanken wie ein Feuerwerk durchs Gehirn. Ich beginne zu weinen, warum, weiß ich nicht. Vielleicht, weil es uns allen hier so gut geht, oder wegen der armen Hungernden. Oder vielleicht, weil ich mich über mein Glück, fasten zu können, freue, oder weil so wenig Nahrung mir so viel Kraft gibt.

Ja, die Emotionen beim Fasten sind jedes Mal komplett anders. Immer, wenn ich faste, passieren eigenartige Dinge, die ich so nicht erwartet und noch nie erlebt habe. Das ist vielleicht das wahre Geheimnis des Fastens: das Unplanbare, das Unerwartete. Vielleicht ist es die deutlich erhöhte Sensibilität des Organismus in einer Grenzsituation, der ständig labile Zustand unserer Homöostase oder der lebenslange Konflikt zwischen Bewusstem und Unterbewusstem?

Der Tag geht vorüber mit guter Energie. Der dritte Arbeitstag ist gemeistert. So kann es noch ein wenig weitergehen.

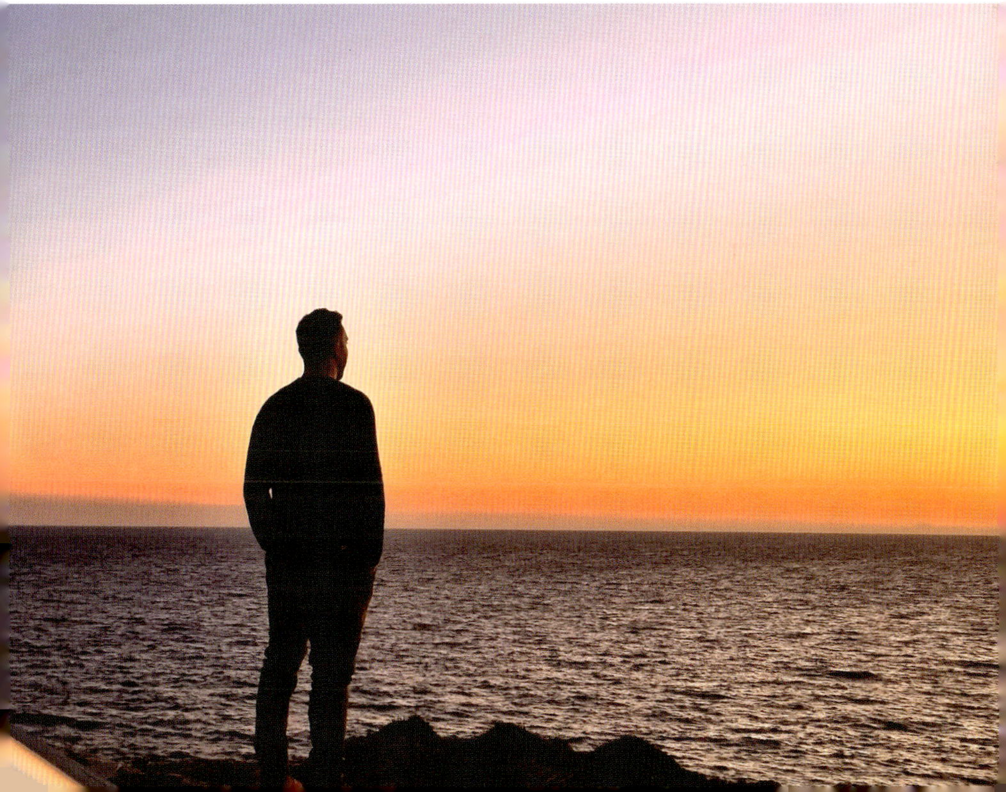

Fastentagebuch – Tag 8

87,9 Kilo. Arbeiten und fasten, das ist schon eine echte Herausforderung! Das kann ich nach diesem Fastenversuch in Eigenregie wirklich behaupten. Man braucht beim Fasten etwas Rückzug und gute Nerven. Wenn rundherum alle etwas wollen und niemand das Ruhebedürfnis akzeptiert, dann wird es wirklich schwer, durchzuhalten.

Bis zum späteren Nachmittag dieses Tages war alles in Ordnung, dann kam eine Belastungssituation nach der anderen. Plötzlich war es unmöglich, dem Essen zu widerstehen. Eine halbe Topfengolatsche (Quarktasche) und spät abends etwas Pecorino und getrüffelter Schinken – was für ein Rückfall! Ich gehe etwas deprimiert zu Bett und weiß, dass ich jetzt nicht länger durchhalten will.

Fastentagebuch – Tag 9

Am Freitagmorgen bin ich ziemlich fit und denke, so ein Morgenlauf mit Start in der Dämmerung könnte guttun. Ich jogge los und merke, wie gut diese Gewichtsentlastung tut. Ich laufe langsam und ganz entspannt. Die Pulsuhr[205] zeigt 140 Schläge pro Minute. Die frische Morgenluft tut gut. Nach 10 Kilometern reduziere ich auf Schrittgeschwindigkeit und mit einem Puls von 120 geht es dann zurück nach Hause.

86,9 Kilo zeigt die Waage nach 15 Kilometern Laufen und Walken an. 1200 kcal habe ich während der Trainingseinheit verbraucht. Da ist natürlich etwas Wasserverlust dabei, aber es ist schon recht erfreulich, nach neun Tagen 4 Kilo weniger zu haben, davon 2 bis 3 Kilo Fett. Die 90er-Marke ist unterschritten, und ich werde versuchen, nicht so schnell wieder in die alten Ernährungsfallen hineinzutappen.

Ich beende das Fasten nun vorzeitig. Vollzeit zu arbeiten und allen sozialen Verpflichtungen nachzukommen überfordert mich auf Dauer doch. Der nächste Fastentermin ist zur Osterzeit, ich freue mich schon darauf.

Resümee der Fastenwoche

Da ich schon viele Fastenerlebnisse hinter mir habe, möchte ich einige Erkenntnisse festhalten, die für mich von besonderer Relevanz waren:

- Durch Fasten bekommt man ein Gefühl für sein Gleichgewicht. Das betrifft sowohl das seelische als auch das soziale und körperliche Gleichgewicht. Durch das weitgehende Weglassen von Belohnungs- bzw. Suchtmitteln spürt man die Erschöpfung, die Schwäche sehr direkt. Meine Erkenntnis: Ich möchte künftig Erschöpfung und Überforderung früher erkennen und möchte nicht mehr über meine Grenzen gehen.
- Es ist nur wenig Nahrung nötig, um den Körper durch den Tag zu bringen! Das Essen von Lebensmitteln mit geringer Energiedichte[206], wie etwa eine Gemüsesuppe mit wenig Einlage, hilft gut gegen aufkommendes Hungergefühl. Wichtig ist auch das Beifügen von Gewürzen und Bitterstoffen. Im Gegensatz dazu sind Nahrungsmittel mit hoher Energiedichte, wie Kekse und Bonbons, problematisch. Sie schmecken sehr gut und erzeugen wenig und erst viel zu spät Sättigungsgefühl.
- Dass der Bauch leer ist, hilft beim Sport. Der Darm ist ruhig gestellt, die Herzleistung kann nun besser auf die aktive Muskulatur abgestimmt werden. Ohne Zucker sind zwar keine Spitzenleistungen zu erwarten, aber die Ausdauerleistung ist sicherlich gut, wenn nicht sogar verbessert.
- Beim Fasten sollte man darauf achten, immer genug Zeit für sich selbst zu haben, das hilft ungemein. Anderenfalls ist in Zeiten der Schwäche, des psychischen und körperlichen Einbruchs bei Überforderung nur der Ausweg in die neuerliche Nahrungsaufnahme möglich. Stresssituationen führen häufig zum vorzeitigen Abbruch des Fastens.

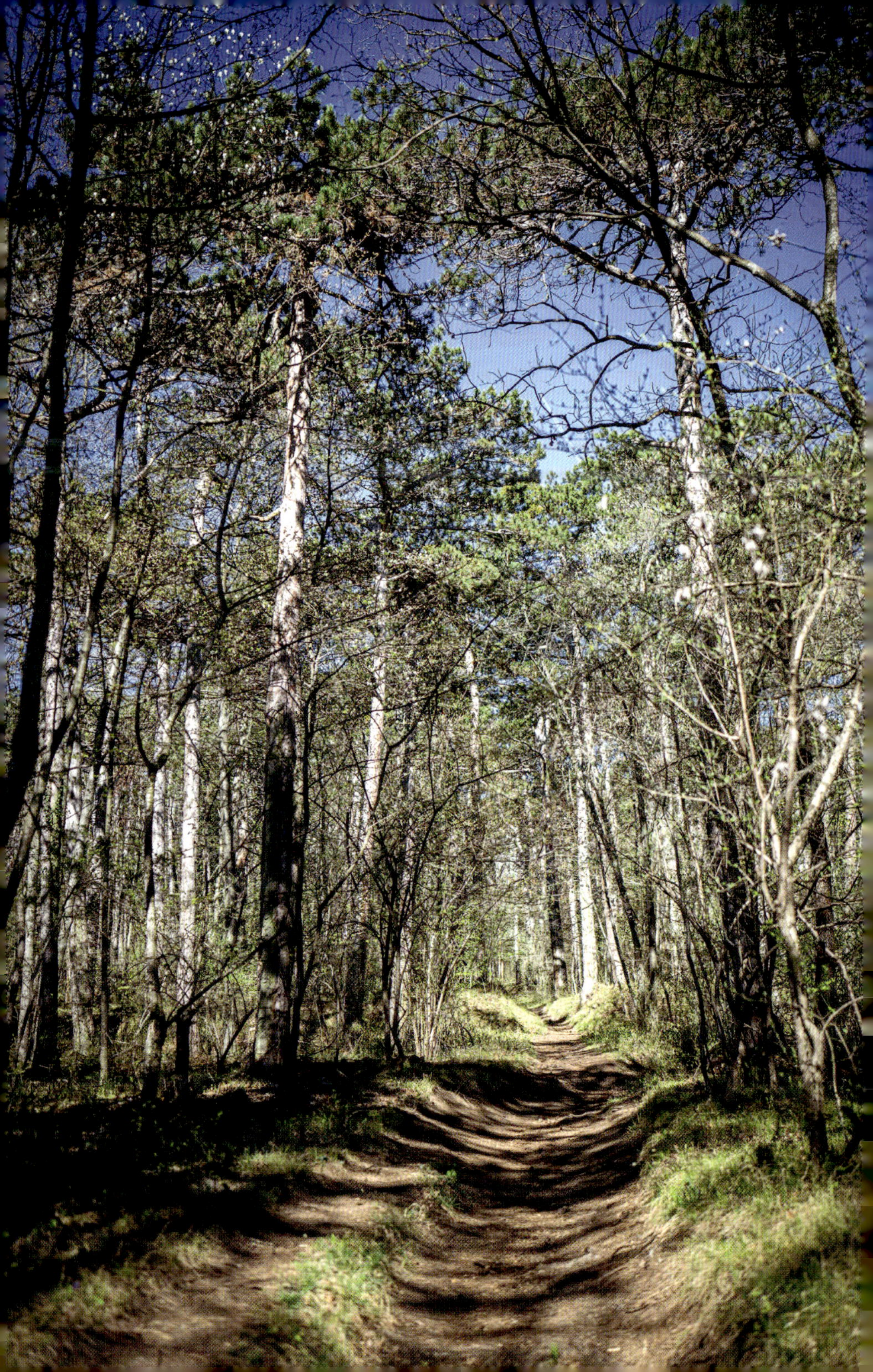

- Die kalte Jahreszeit eignet sich perfekt für eine Fastenwoche. So kann man dem vorweihnachtlichen Wahnsinn von Konsum und Ablenkung entfliehen.
- Fasten hilft gegen Entzündungen – man spürt schon nach wenigen Tagen, dass die Gelenke deutlich besser beweglich und leichtgängiger werden.
- Fasten hilft gegen Schmerzen.207 Ich habe die ganz Fastenwoche über nicht viel an Schmerz gedacht, weil er weniger präsent war als üblich.
- Fasten reduziert das Gefühl von Ärger und Aggression. Fastende werden erträglicher, umgänglicher.
- Durch das fehlende Völlegefühl ist der Nachtschlaf viel besser. Man regeneriert sehr gut. Kein Reflux, kein Drücken im Oberbauch.
- Das Gute am Fasten ist auch die persönliche Erlaubnis zum Rasten. Man darf mehr auf sich selbst achten und muss nicht alle anderen im Blick haben.
- Das Essen nach der Fastenzeit verändert sich. Der Magen verträgt plötzlich nicht mehr die davor gewohnte Menge an Nahrung.
- Die eigenen internen Stimmungen sind bei jedem Fasten ein wenig anders.

Ostern – Tod und Auferstehung

Ostern[208] ist die beliebteste Fastenzeit. Hier meine Gedanken dazu:

Es ist Aschermittwoch. Es folgen nun jene 40 Tage bis Ostern, die laut dem christlichen Glauben fastend verbracht werden sollen. Die Palmzweige werden verbrannt und es entsteht Asche, in der christlichen Tradition ein Symbol für Leben und Tod. Ein Zeichen für den Beginn der Fastenzeit.

Die meisten denken beim vorösterlichen Fasten nicht an Tod und Auferstehung, sondern möglicherweise an ihre Figur, an ihre Fettablagerungen an Hüften und Schenkeln und an die kommende Badesaison. Das ist natürlich völlig in Ordnung. Jede Motivation ist recht, um dem Thema Fasten Raum zu geben, denn mit dem Fasten kommt oft auch ein tieferes Verständnis für unsere Existenz, unabhängig von der Motivation.

Es ist um diese Zeit noch empfindlich kalt, und das vor allem in der Nacht und morgens und besonders bei starkem Wind. Unser Körper wird in dieser Zeit, Ende Februar, Anfang März, auf eine harte Probe gestellt. Viele müssen Ärzt:innen aufsuchen, denn sie leiden an Entzündungen, an Schmerzen und Depressionen. Die Tage werden zwar schon länger, aber unser Organismus ist noch im Winterschlaf. Das bereitet Stress. Für Alte, chronisch Kranke sind diese Wochen oft auch eine Zeit, in der ihr Leben zu Ende geht, wenn sie die neue Herausforderung des sich nähernden Frühlings nicht mehr annehmen können.

Generell sind die Wochen vor und um Ostern eine Zeit des Übergangs, in der es günstig ist, das Tempo herauszunehmen und die bevorstehenden Kurven des Lebens etwas langsamer zu nehmen. Eine kritische Zeit benötigt sanfte Zugänge, und das Fasten öffnet dabei ungeahnte Möglichkeiten, auch in Sachen Spiritualität.

Geht es in der Schulmedizin um den Blutdruck und zu hohe Zucker-, Cholesterin- und Triglyceridwerte (Blutfettwerte)[209], so hat das Fasten auch den spirituellen Bereich unseres Seins im Auge. Ich sage ganz bewusst spirituell (und nicht religiös), denn diese allen Menschen offene Denk- und Fühlweise ist von jeglicher Religion unabhängig. Auch wenn ich in diesem Abschnitt einen christlichen Einstieg gewählt habe, soll das niemanden ausschließen, ich möchte vielmehr die spirituelle Bereicherung durch das Fasten im Allgemeinen erörtern.

Eine Grundlage der Spiritualität ist das Sich-selbst-Finden, das Spüren seiner eigenen, grundlegenden inneren Kräfte. Die Basis für dieses Erfühlen sind Zustände des Träumens, des Meditierens und des Betens. Dabei verschwindet unsere Außenwelt für eine gewisse Zeit und wir geben unseren innersten Zuständen Raum.

Neurobiologisch ist dieser meditative Trancezustand notwendig zur Regeneration[210]. Unser Gehirn arbeitet dabei nicht an irgendeinem Plan oder Projekt und ist auch nicht mit SMS, E-Mails oder sonstigen Ablenkungen beschäftigt – wir sind uns in diesen Augenblicken selbst genug, wir sind ganz bei uns.

Für viele Menschen ist ein solches In-sich-Gehen ein Ding der Unmöglichkeit. Sie denken: Warum sollte ich meine so knappe und wertvolle Zeit mit nichtigen Tagträumereien vergeuden? Da geht Effizienz verloren, so etwas kann ich mir nicht leisten. Sie verstehen nicht, dass dieses vermeintliche Nichtstun ihren gestressten Organismus wieder in Balance bringt und sie vor gesundheitlichen Schäden schützt.

Beim Meditieren muss man nicht unbedingt still sitzen. Auch sanfte Bewegung im Wald oder auf dem Berg kann Meditation bewirken. Es ist nicht entscheidend, wie ich in einen entspannten Zustand komme, für die Gesundheit ist es nur entscheidend, dass ich dorthin gelange. Der Ruhezustand des Gehirns (sogenannter „Resting State"-Zustand)[211] ist von großem Nutzen.

In der Meditation kommen wir auch mit dem sogenannten Bauchgefühl in Kontakt. Stehen Entscheidungen an, fühlen wir, wie wir handeln sollten. Wir gelangen zu neuen Erkenntnissen, wohin die Reise in Zukunft gehen kann. Fasten beeinflusst diese Fähigkeit zum geruhsamen Denken. Es führt uns weg vom Getriebensein, weg von aller Hektik.

Wie das Pilgern ist auch das Fasten ein Weg im geistigen und spirituellen Sinn.

Der Atem des Lebens

Fasten bedeutet für viele auch zu rasten. Man nimmt sich mehr Zeit für sich, legt sich bewusst hin und tut nichts, außer zu atmen. Es ist durchaus empfehlenswert, sich der eigenen Atmung zu widmen. Etwa, indem man täglich ein Morgenritual mit Atmung (bewusste Atmung, z. B. Schwerpunkt auf Ausatmung legen, Atempausen einhalten), anschließender Gymnastik oder anderer Bewegungstherapie absolviert. Ab einem gewissen Lebensalter sollte sich jeder Mensch die Zeit für solche Morgenrituale nehmen. Sie geben viel Kraft für den Alltag und haben positive Auswirkungen auf die Gesundheit im Allgemeinen.

Wenn man sich dem Körper über die Traditionelle Chinesische Medizin (TCM)[212] nähert, so fällt alsbald das Wort Chi auf. Chi ist ein

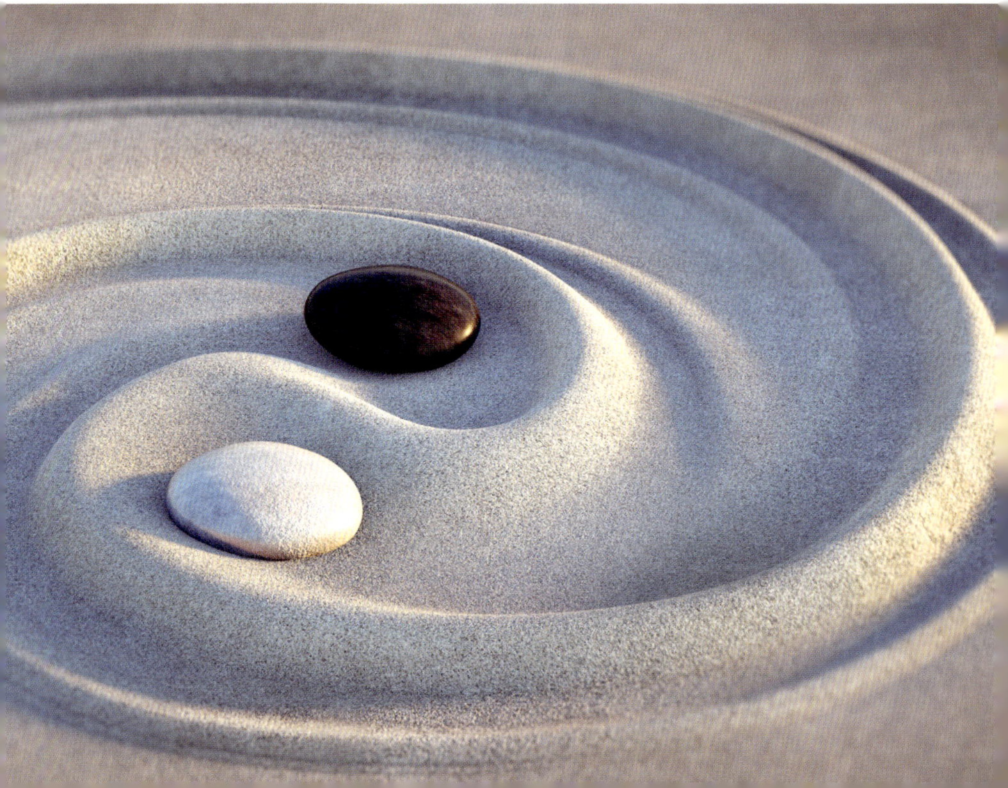

Wort, das die TCM dominiert wie kein anderes. Die Chines:innen verwenden das Wort Chi, die Japaner Qi (oder Ki)[213], und in Indien wird es Prana genannt. Wie immer man sie auch nennen mag, gemeint ist die Energie des Lebens.

Chi ist zudem der Atem des Lebens, der in uns ist. Und so wie die Nahrung uns Energie und Lebensfluss gibt, so gibt uns der Atem den nötigen Sauerstoff zur Verbrennung von Fett und Zucker, also eine spezielle Art von Chi.

Wir alle atmen und denken wenig darüber nach, was mit uns passiert, wenn wir atmen. Ähnlich wie wir essen, regelmäßig und meist in Übermaß, atmen wir auch ohne Kontrolle, rein automatisch.

Tut uns das unkontrollierte Atmen wirklich gut, oder kann man mit Veränderung der Atmung etwas bewirken? Wer fastet, sollte sich auch über die Art und Weise seiner Atmung den Kopf zerbrechen. Was passiert, wenn ich ganz bewusst den Atem anhalte? Theoretisch könnten wir einige Minuten den Atem anhalten, aber das wäre wohl ungesund und auch eine große Überwindung. Ich denke, es genügen schon zwei bis drei Sekunden Pause nach dem Ausatmen, um unseren Atemrhythmus zu entschleunigen.

So wie das Fasten uns aus dem Alltag befreit, so befreit das Pausenmachen beim Atmen aus dem Dauerstress.[214] Die Atmung zu verzögern und dadurch das Ausatmen gegenüber dem Einatmen etwa 2 zu 1 zu gestalten entspannt, nimmt Stress und führt uns augenblicklich zu uns selbst. Wer sich seinem innersten Raum nähern will, wer einmal ganz bei sich sein will, erreicht das am besten durch gezieltes Atmen. Setzen wir bewusste Pausen zur Entschleunigung und lassen wir dabei unsere Gedanken schweifen. Lösen wir sie von unseren Dauerproblemen und hartnäckigen Konflikten.

In den Körper atmen

Das Leben benötigt Pausen beim Essen und Pausen beim Atmen. Mit ein wenig Übung ist tiefe Entspannung bald erreicht und der Körper fühlt sich entkrampft, gelöst an. Durch unsere sehr Kopf- und Nacken-lastige Arbeit sitzt unsere Atmung meist viel zu hoch. Viel zu viel Luft wird in die oberen Lungenflügel gepumpt und das führt neben einer Fehlhaltung auch noch zu einer Fehlatmung.[215] Halswirbelsäule und Kehlkopf sind dann verkrampft und der gesamte Schulter-Arm-Bereich hängt sozusagen am Kopf und nicht mehr am Rumpf, wo er eigentlich hingehört.

Wenn nun die Achtsamkeit des Atmens geweckt ist, spürt man, dass es möglich ist, das Atmen in den gesamten Körper zu verschieben. Weg vom Kopf und Nacken hin zu unseren Flanken, in Bauch und Becken. Prinzipiell kann in jedes Gelenk, in jedes Wirbelsäulensegment hineingeatmet werden. Eine professionelle Einführung in eine Atemtechnik hilft dabei sehr.

Mit dem Fluss des Atems lässt sich das Chi im Körper beliebig und gezielt verteilen. Eine gezielte Atmung kann man sich auch bei der Gymnastik zunutze machen. Wenn man etwa im Stehen den Arm hebt, ist es nicht egal, ob man dabei ein- oder ausatmet. Nur bei gezieltem Einatmen fliegt der Arm wie von selbst mit großer Leichtigkeit nach oben. Das Gleiche gilt für das Ausatmen bei der Gegenbewegung nach unten.

Auch wenn man länger am Schreibtisch oder im Auto sitzt, lassen sich aufkommende Verspannungen durch gezieltes Lenken der Atmung neutralisieren. Dort, wo die Muskulatur verkürzt, die Faszien und Gelenkkapseln geschrumpft oder verklebt sind, lässt sich durch gezieltes Hineinatmen Raum schaffen und akute oder chronische Verspannungen lassen sich ohne viel Aufwand lösen.

Om

Auch beim Yoga spielt das Atmen eine bedeutende Rolle. Wer schon einmal in einer gut geführten Yogagruppe war, weiß, wie sich das gemeinsam angestimmte Om anhört und anfühlt. Wer gestresst ist, hat merkliche Probleme mit seinem Om. Nacken, Schultern, Kehlkopf – alles ist bei Stress verspannt und das Om klingt dann gepresst oder tonlos und viel zu kurz. Es fehlt einem einfach der lange Atem.

Die kleine Silbe Om (Aum), die von Hindus, Buddhist:innen und Yogis verwendet wird, steht für das Universelle, das Ganze. Für mich ist das Om eine Urweisheit, ein Laut, der auch körperlich wirkt, weil er den gesamten Rumpf vom Steißbein bis zum Kopf ins Schwingen bringt.

Wer sein Om üben möchte, sollte seine Körperschwingungen im ganz tiefen, nicht klanglichen Bereich beginnen. Man versucht zu Beginn eine Art Meeresrauschen in Rachen, Kehlkopf und in der oberen Brust zu erzeugen, geht dann über in ein sehr tiefes A, über das O zum U und landet beim M. Bezieht man auch die höheren Lagen mit ein, kommt man zum E und schlussendlich zum I, um schließlich den ganzen Körper auf magische Weise zum Klingen zu bringen. Zusammengefasst: Das tiefe Meeresrauschen geht in ein tiefes A, über das O und U ins M, um dann bei E und I in der Stille zu enden. Om ist ein Ritual, um alle Körperregionen (Chakren)[216] erklingen zu lassen.

Nachdem unsere Fastengruppen in katholischen Einrichtungen stattfinden (Pfarre St. Jakob in Bad Vöslau und Stift Schlägl) ist traditionell ein Morgenlob[217] angedacht. Auch viele nicht katholische und nicht religiöse Fastende nehmen daran teil.

Immer wieder kann man dabei beobachten, wie spirituelle Räume auf Menschen wirken. Die Psalmen des Alten Testaments versetzen einen in eine lange zurückliegende Welt. Die Psalmen sind eigentlich nichts „Katholisches", sondern entstammen der vorchristlichen hebräischen

Zeit um König David. Sie berichten von Leid, das zu überwinden ist, mithilfe von Gott, mithilfe des Gebets. Die Gebete werden allesamt gesungen.[218] Die Darbietung der Psalmen im Wechselgesang in einer Kirche mit toller Akustik, bei Kerzenlicht im Morgengrauen bringt tiefe emotionale Bewegung in die Herzen der Besucher:innen. Die Psalmstrophen[219] klingen zwar monoton, aber die vielen A-, O-, U-Vokale in den Worten der Tausende Jahre alten Texte mit den exakt einzuhaltenden Pausen zum Entschleunigen und Durchatmen wirken auf alle. Das gemeinsame Singen und Klingen im sicheren Raum bringt die Menschen einander näher, löst Ängste und befreit. Bei den persönlichen Gedanken oder Fürbitten spürt man die bewegten Seelen. Tief verborgene, unausgesprochene Bitten und Ängste werden thematisiert und von allen mitgetragen. Das Klingen, die Pausen, die Stille, die Sicherheit des Raumes und der Gruppe lassen eine Form der Heilung zu, die schwer zu verstehen, zu evaluieren und zu quantifizieren ist.

Zu fasten bedeutet oft auch zu rasten. Man nimmt sich Zeit für sich, ruht sich aus, tut nichts, außer zu atmen. Es ist durchaus empfehlenswert, sich der eigenen Atmung zu widmen.

Persönliches Nachwort

Wir alle altern und wir wissen, dass unser Leben endlich ist. Was wir aus dem Fasten lernen können, ist sicherlich eine Form des gesunden Alterns; des Alterns ohne schwere Entzündungen und Fragilität. Aber auch für den Gesündesten kommt irgendwann das Ende seiner Zellteilung, das Ende seiner Energiebereitstellung, der Tod. Energetisch gesehen ist der Tod einem Marathon ähnlich. Ab Kilometer 33 wird es schwierig und zäh. Aber als Teilnehmer am Lauf des Lebens möchte ich nicht aufgeben; zudem applaudieren auf den letzten Metern die Schaulustigen und ganz zuletzt geht es durch das Heldentor. Ist das geschafft, kann ich loslassen, kann alles sein lassen. Nun ist alles getan und die Freude ist unermesslich.

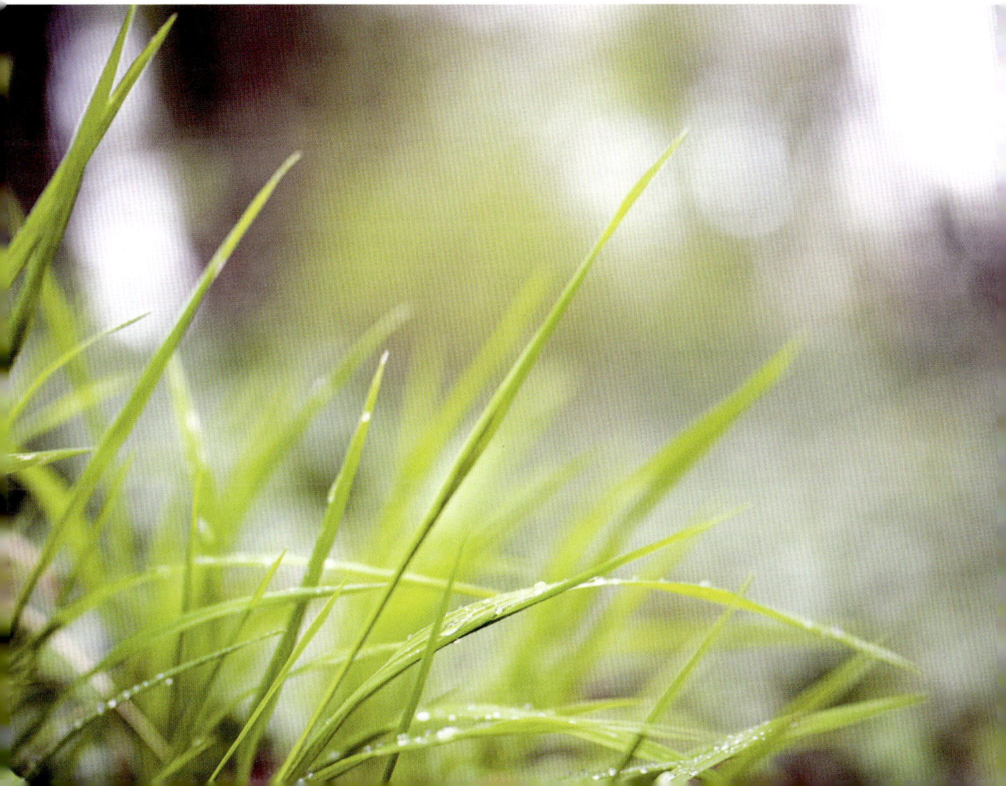

Meine persönliche Vorstellung: Spirituell gesehen wird der Mensch wieder zur Asche, der er entstiegen ist. Er geht ins Universum ein, wird recycelt und kommt dann – wenigstens Teile von ihm – wieder als neues Lebewesen zur Welt. Einer meiner besten Freunde sagt immer, dass sicherlich Atome von irgendeinem Dinosaurier in ihm existieren.

Dieser naturreligiöse Ansatz wurde im Christentum als Himmel, als ewige Freude interpretiert. So ist Gott Grundlage der Schöpfung und wir sind eins mit Gott.

Je besser wir uns selbst verstehen und erfühlen können, desto eher endet unser Hadern mit Gott. Wir sehen die Schöpfung als unser Urprinzip, dessen Gesetzen wir Folge leisten. Es sind wundersame Gesetze, die dem menschlichen Denken nur in Andeutungen gezeigt werden. Die Wissenschaft forscht und entdeckt mehr und mehr dieser Grundlagen des Lebens, um letztendlich festzustellen, dass wir über die Schöpfung und das Leben vor und nach dem Tod kaum etwas wissen.

Schlussendlich kann niemand hinter den Spiegel schauen, niemand sieht, was danach kommt. Wer unsere Schöpfung als inspirierend, faszinierend und göttlich erlebt, der kann auch getrost über das scheinbare Ende seiner Existenz spekulieren. Meine Freude, in so ein großartiges System eingebettet zu sein, ist jedenfalls grenzenlos.

Dieses Fastenbuch habe ich, Martin Pinsger, nicht nur für Sie, geschätzte Leserin, geschätzter Leser, geschrieben, sondern auch für mich selbst. Es soll mir helfen, mein Leben mehr meinen Wünschen anzupassen. Mit den Worten des heiligen Bernhard von Clairvaux[220] gesprochen: Ja, wer mit sich selbst schlecht umgeht, wem kann der gut sein? Denk also daran: Gönne Dich Dir selbst! Und so sind viele Texte in diesem Buch auch meinem eigenen Leben, meiner Gesundheit und meiner Freude gewidmet.

Fasten war früher für mich ein Schreckenswort, scheinbar unmenschlich, unerreichbar. Das hat sich völlig gewandelt. Es wurde mir mit der Zeit ein geliebtes Ritual. Ja, heute liebe ich das Fasten von ganzem Herzen.

Dieses Gefühl der Leichtigkeit bei all dem Verzicht. Das Gefühl der Glückseligkeit, ohne viel zu tun. Das tiefe Gefühl der Dankbarkeit für so wenig. Das Spüren des Wandels. Fasten ist ein Weg heraus aus schier endlosen, allgegenwärtigen Sackgassen. Fasten heilt das gebrochene Herz[221] und führt Menschen zusammen, die unterschiedlicher nicht sein könnten. Fasten lässt einen sich selbst spüren. Wie man sich selbst behandelt. Wie wenig man sich selbst liebt. Wie schlecht man sich behandelt hat. Viele leben mit einem gebrochenen und harten Herzen, sie können es nicht mehr spüren. So ist es zuerst einmal wichtig, sich diesen unmenschlichen Akt der Verhärtung zu verzeihen und sich ihm zu entziehen.

Als ich vor vielen Jahren erkannte, wie weit ich selbst schon mit meiner Unmenschlichkeit mir gegenüber gekommen war, hat mich diese Erkenntnis tief erschüttert, grenzenlos erschreckt. Wie hatte ich nur so lange damit fortfahren können, ohne meine verzweifelte Lage erkennen oder analysieren zu können? Damals hat mir die Zeit zur Kontemplation, zur Selbstfindung gefehlt. Getrieben von den Pflichten des Alltags und verrückten Visionen einer glanzvollen Zukunft. Die Gegenwärtigkeit und das Mitgefühl für mich selbst hatte mit den Jahren immer mehr und mehr an Platz verloren.

Wenn ich heute an einem Buch schreibe, dann ist das weniger ein Akt der Arbeit, sondern ich versuche mir die wichtigen Dinge hinter meine Ohren zu schreiben, damit ich sie nicht ständig verdränge und auf irgendwann verschiebe. Diese Kontemplation beim Schreiben ist mir schon so sehr ans Herz gewachsen, dass ich sagen kann: Ich brauche diese Zeiten und Zeilen für mich wie einen Bissen Brot.

Bei der Recherche zu diesem Buch hat mich etwas irritiert: der enorme Wissenszuwachs im wissenschaftlichen Bereich über das Fasten in den letzten zehn Jahren. Medizinische Datenbanken[222] bringen blitzartig circa 150.000 Arbeiten zu diesem Thema zum Vorschein – würde man sie alle lesen, würde man etwa 15 Jahre brauchen. Und viele dieser wissenschaftlichen Erkenntnisse sind hoch komplex und schwer zu verstehen. Fasten ist zu einer der wichtigsten und besterforschten, aber auch anspruchsvollsten nicht pharmakologischen Behandlungsformen in der Medizin geworden. Für mich war es sehr inspirierend, wissenschaftliche Grundlagen mit meinen persönlichen Erfahrungen beim Fasten und denen anderer Fastender zu vergleichen und diese zusammenzuführen. Wissen und Fühlen nahmen Form an und ließen mich den Prozess des Fastens verinnerlichen.

Heute ist Fasten für mich nichts Technisches oder Theoretisches. Fasten ist bereits in meinem Geist, meinem Körper, meiner Seele verankert.

Das, was wir wirklich lieben, das sollen wir auch tun und darüber sollen wir sprechen, denn wir werden auch gut darin sein. Ohne diese Liebe bleibt alles Tun an der Oberfläche, es bleibt Fassade.

Mit Fasten als Produkt kann man wirtschaftlich sicherlich nicht reich werden, obwohl der Benefit für die Gesundheit des einzelnen Menschen großartig ist. Viele Patient:innen berichten von monatelangen Phasen der Schmerzreduktion und der antidepressiven Wirkung. Gesellschaftlich sollte ein Umdenken in Bezug auf Fasten stattfinden. Fasten als Zeichen der aktiven Gesundheitsvorsorge[223] sollte zur Regel und zum guten Ton werden und nicht mit Verzicht in Verbindung gebracht werden.

Fasten sollte als Liebesdienst für sich selbst erkannt werden.

Dankeswort

Wir bedanken uns bei Programmleiterin Dr. Sigrid Neulinger für die tolle Zusammenarbeit und bei Mag. Katharina Schindl für das präzise Lektorat. Für uns Autoren war es eine Freude, in einem Verlag zu publizieren zu dürfen, der uns von Beginn an unterstützt hat und zudem vom Thema Fasten überzeugt ist.

Persönliche Worte von Martin Pinsger:

Wie schon bei den letzten Büchern war auch bei diesem Dr. Thomas Hartl mein Coautor. Es war eine anregende Zusammenarbeit, ein Sich-Ergänzen und -Entwickeln. Aufgrund unserer Zusammenarbeit ist es trotz meiner beruflichen Belastungen gut gelungen, das vorliegende Buch schreiben. Dafür herzlichen Dank, lieber Thomas!

Danken möchte ich den Patient:innen, die hier im Buch namentlich genannt sind, aber auch den vielen ungenannten, die halfen, meine Fastenerfahrungen zu ergänzen und zu entwickeln. Das viele und fast ausschließlich positive Feedback hat mich zum Schreiben dieses Buches ermuntert. Erst die konkreten Fastenberichte zeigen die enorme Relevanz für jede:n von uns.

Herr Günther Puller hat, wie auch schon bei den letzten Malen, die Literatur für mich aktualisiert und die wissenschaftlichen Belege in den Text eingefügt. Danke für diese regelmäßige Bereitschaft.

Danken möchte ich auch Christian Schneeberger, Professor für Biochemie und Schul- und Kindergartenfreund, für die Durchsicht der Texte auf allzu große wissenschaftliche Schnitzer und Fehlinterpretationen meinerseits.

Für unsere ambulanten Fastenseminare steht uns der Pfarrverband Harzberg, geleitet von Mag. Stephan Holper, immer in der ersten

Adventwoche und der Karwoche zur Verfügung. Unserem Pfarrer Pater Stephan an dieser Stelle ein herzliches „Vergelts Gott!“.

Danke, Nadine Studeny, für die tollen Fotos zum Ablauf der Fastenwochen.

Nicht unerwähnt bleiben dürfen Dr. Viktoria und Dr. Bernhard Lang, meine Cousine und ihr Mann. Sie haben mich 2015 in die „Geheimnisse“ des Heilfastens eingeführt und meine Lebensqualität dadurch enorm verbessert. Sie waren an meiner damaligen „Lebensrettung“ nicht ganz unbeteiligt.

Ein wesentlicher Punkt in unseren Fastenwochen sind die spirituellen Momente mit Mag. Lukas Dikany, dem Abt des Chorherren-Stiftes Schlägl im Mühlviertel, meiner alten Heimat. Lukas habe ich schon beim ersten Fasten zu Ostern 2015 kennen- und schätzen gelernt. Seine spirituellen Begabungen sind einzigartig und waren für mich auch damals schon tief inspirierend. So ist für mich Heilung immer etwas Ganzheitliches, das rein wissenschaftlich nicht fassbar ist und meist in der bewussten Begegnung von Menschen entsteht.

Natürlich sind eine Vielzahl von Mitarbeiter:innen an der Organisation der Fastenseminare beteiligt. Besonderer Dank gilt meinem Sekretariat, Adelina, Jenny, Gerti und Anneliese. Die Organisation in Aigen-Schlägl läuft über das Seminarzentrum. Frau Harringer möchte ich an dieser Stelle alles Gute für die baldige Pensionierung wünschen.

Auch den Schmerzverband (www.schmerzverband.at) möchte ich als Unterstützer der Heilfastenwoche lobend erwähnen.

Eine große Zahl an Therapeut:innen unterstützt unsere Heilfastenden mit Information, Vorträgen und Übungsstunden. Das reicht von Physiotherapie über Yoga und Qigong bis zu Tanz und Percussion. Auch Vorträge über Medizin, Diät, Psychologie oder Kräuter dürfen nicht fehlen.

Die Gestaltung der liturgischen Abläufe wird in Bad Vöslau durch Marcus Simonis und den Chorleiter Werner Warum gestaltet, im Stift Schlägl durch die Ordensgemeinschaft.

Die Wochen des Fastens sind für die eigene Familie eine Zeit der Belastung. In Bad Vöslau hat mein Schwiegersohn Mag. Stefan Plank eine wichtige organisatorische Funktion und ist auch für die musikalische Untermalung der Woche zuständig. Von meinen beiden Medizinertöchtern Annegrit und Astrid erhalte ich wichtigen Input. Astrid unterstützt uns mit Vorträgen und Beratung, und so hoffe ich, dass die Tradition des Fastens in unserer Familie weiterleben wird.

Besonderer Dank gilt meinen Töchtern natürlich für die uns geschenkten sieben Enkelkinder. Sie sind für mich der besondere „Motor", die ganz spezielle Motivation, jung und dynamisch zu bleiben. Ihre Spontanität und pure Lebensfreude erleben zu dürfen ist das beste Antiaging – natürlich mit dem Fasten gemeinsam.

Meiner Frau Susanne, die mir seit fast 45 Jahren zur Seite steht, möchte ich die ersten und die letzten Zeilen dieses Buches widmen. Sie hat mir 2014 das erste Heilfasten als Gutschein unter den Christbaum gelegt, als sie erkannte, wie weit es mit mir gekommen war. Ihre Fürsorge hat mich gerettet. So freue ich mich in großer Liebe und Dankbarkeit auf unsere nächsten gemeinsamen Jahre.

Quellen

Sie können sämtliche Quellenverweise über folgenden Link abrufen:
www.facultas.at/fasten_quellenverweise

Begriffserklärungen

Ablation: Abbrennen von Teilen des Herzreizleitungssystems

Achtsamkeit (= Mindfulness): Zustand des bewussten Wahrnehmens ohne zu bewerten

Adipokine: Fettgewebshormone

Adipositas: starkes Übergewicht

Akupunktur: Heilverfahren, bei dem Nadeln einige Millimeter tief in bestimmte Hautpunkte gestochen werden

Alzheimer: die häufigste Form der Demenz und eine bislang unheilbare Störung des Gehirns

Aminosäuren: einfachste Bausteine der Eiweißstoffe

Anorexie: Magersucht

Antidiabetika: Medikamente zur Behandlung von Diabetes

Antirheumatika: Medikamente, die bei Gelenkserkrankungen zur Entzündungshemmung eingesetzt werden

Apoptose: genetisch programmierter Zelltod

Arthrose: schmerzhafte, degenerative Gelenkserkrankung mit Zerstörung des Gelenkknorpels und Entzündung der Innenschicht der Gelenkskapsel

Atherosklerose: Gefäßverkalkung; dabei kommt es zu einer Entzündung der Innenschicht der Gefäße, zu Einlagerungen und Einsteifungen der Gefäßwände und damit zu massiven Funktionseinschränkungen der Blutversorgung

Autophagie: durch Fasten induziertes Verbrennen von Zellmüll, ein natürlicher Prozess der Zellerneuerung, -reinigung und -regeneration

Basenpaare: Bestandteile der Telomere

BATokine: spezielle Botenstoffe des braunen oder beigen Fettgewebes (BAT = Brown oder Beige Adipose Tissue)

Blasenmeridian: einer der Hauptakteure in der Orthopädie und Schmerztherapie; zieht von der Stirn über das Hinterhaupt und weiter vom Rücken beidseits hinab über das Gesäß, die Rückseite der Beine bis zum Fußaußenrand

Blutsenkungsgeschwindigkeit: zeigt an, wie schnell die roten Blutkörperchen in einer Blutprobe absinken

Boten- oder Messenger-RNA: überträgt genetische Information für den Aufbau eines bestimmten Proteins in einer Zelle

Brown and Beige Adipose Tissue (BAT): braunes Fett

Buttersäuremetabolite: Ketonkörper, die beim Fasten erzeugt werden

Chi (auch Qi, Ki oder Prana): Energie des Lebens, Atem des Lebens

Colitis: chronische Entzündung meist des Dickdarms, die sich häufig durch Bauchschmerz und blutige Durchfälle auszeichnet

Cortisol: wichtigstes Stresshormon

CRP: C-reaktives Protein, der wichtigste Blut-Laborwert zum Feststellen einer Entzündung im Körper

Cytoplasma: der gesamte lebende Inhalt einer Zelle, der nach außen hin von der Zellmembran umschlossen wird

Cytoskelett: ein Netzwerk im Cytoplasma aus verschiedensten Proteinen

Demenz: Oberbegriff für krankhafte Veränderungen des Gehirns, die mit einem fortschreitenden Verlust geistiger Funktionen (Denken, Orientierung, Lernfähigkeit etc.) einhergehen

Diabetes Typ 2: umgangssprachlich auch Zuckerkrankheit genannt; Erkrankung des Stoffwechsels, die dazu führt, dass der Blutzuckerspiegel ansteigt

Dopamin: Botenstoff im Nervensystem; oft auch Glückshormon genannt

DNA: Träger der Erbinformation, genetischer Datenspeicher

Dyspepsie: schlechte Verdauung

Elektron: elektrisch negativ geladenes Elementarteilchen

Epigenetik: alle Einflüsse aus unserer Umwelt auf unsere Gene

Evidenzbasierte Medizin (EBM): eine auf empirische Belege gestützte Heilkunde

Gallenblasenmeridian: Meridian, der vom Scheitel bis zur Sohle zieht

Genetik: Wissenschaft von der Vererbung und Teilgebiet der Biologie

Gensequenzierung: Verfahren, bei dem die einzelnen Bausteine in der DNA eines Organismus identifiziert werden

Glucosinolate: Bitterstoffe im Kohl, schwefelhaltige chemische Verbindungen, die auch präventiv gegen Darmkrebs wirken

Glukose: Traubenzucker

Glukoseintoleranz: Überbegriff für eine Gruppe von Stoffwechselerkrankungen, die zu einem über dem Normalwert liegenden Blutzuckerspiegel führen

Glykogenspeicher: gespeicherte Kohlenhydrate in den Zellen verschiedener Organe (vor allem in der Leber)

Grundumsatz: Energiemenge, die ein Mensch in Ruhe pro 24 Stunden benötigt; ist abhängig von verschiedenen Faktoren wie Alter, Körpergröße, Gewicht, Muskelmasse und Geschlecht

Hepatokine: Zytokine, die vornehmlich von der Leber ausgeschüttet werden

Herzkatheter: Kunststoffschlauch, der während einer Untersuchung durch ein Blutgefäß bis zum Herzen vorgeschoben wird

Herzratenvariabilität: beschreibt die natürlichen Schwankungen der Zeit zwischen zwei Herzschlägen und ist ein Indikator für die Fähigkeit eines Organismus, die Herzfrequenz den körperlichen und mentalen Anforderungen anzupassen

Herzrhythmusstörung: liegt vor, wenn das Herz zu schnell, zu langsam oder unregelmäßig schlägt

Homöostase: Gleichgewicht zwischen Zellen und Organen

Human-based Medicine (HBM): Heilkunde, bei der jeder Mensch individuell gesehen wird – mit seiner Geschichte, seinen Ressourcen und seinen spezifischen genetischen Merkmalen

Inflammasom: Entzündungszelle

Insulin: Hormon aus der Bauchspeicheldrüse, das den Blutzuckerspiegel senkt

Insulinresistenz: eine der Hauptursachen für die Entstehung von Diabetes; das Hormon Insulin kann nicht mehr richtig wirken

Intervallfasten: Ernährungskonzept, bei dem während 16 Stunden am Tag keine Kalorien zugeführt werden

Jump: das Aufstehen aus dem Sattel bei Steigungen beim Radfahren

Kardioversion: Wiederherstellung des normalen Herzrhythmus

Ketogenese: Stoffwechselweg, bei dem energiespendende Ketonkörper gebildet werden, sobald dem Körper die Glukose ausgeht

Ketose: Fettstoffwechsel

Knochenspange: breite Knochenverbindung

Koevolution: Bis vor wenigen Hundert Jahren waren Mensch und Umwelt koevolutionär geprägt. Das bedeutet, der Mensch entwickelte sich mit der Evolution und unterlag ihren Gesetzen.

Leaky Gut: Entzündungen mit erhöhter Durchlässigkeit der Darmwände
Lysosomen: größere Säcke oder Eimer, die mit Enzymen gefüllt sind

Makrophagen: zählen zu den Fresszellen und sind weiße Blutkörperchen, gehören also zu den Zellen des Immunsystems
Makuladegeneration: Erkrankung der Netzhaut des Auges, bei der die Betroffenen erblinden
Membran: dünne Gewebsschicht, die zwei Räume voneinander abtrennt
Meridian: so bezeichnet die Traditionelle Chinesische Medizin eine Bahn im Körper, in der die innere Energie fließt
Metabolisches Syndrom: gestörter Fett- und Cholesterinhaushalt, Bluthochdruck, krankhaft erhöhter Blutzuckerspiegel
Mikrobiom: die Bevölkerung unseres Darmes, Mundes, Rachenraumes und unserer Haut mit 100 Milliarden Bakterien, Pilzen und Viren
Mitochondrium: Energiekraftwerk der Zelle
Morbus Bechterew: entzündlich-rheumatische Erkrankung, die Knochen und Gelenke befällt
Morbus Crohn: chronisch-entzündliche Darmerkrankung
Morbus Forestier: komplette Fusion oder Verbindung fast aller Wirbel, sogenannte Zuckergusswirbelsäule
mRNA: Boten-RNA, die genetische Information für den Aufbau eines bestimmten Proteins in einer Zelle überträgt
mTOR (mammalian Target Of Rapamycin = Ziel des Rapamycins beim Säugetier): zentraler Regulator verschiedener Prozesse, beeinflusst zum Beispiel die Vermehrung von Zellen und unterstützt die Immunantwort
Multiple Sklerose: entzündliche Erkrankung des zentralen Nervensystems
Myokin: Proteohormon, das hauptsächlich von der bewegten Muskulatur ausgeschüttet wird

Nekrose: unkontrollierter Zelluntergang
Neurobiologie: beschäftigt sich mit Aufbau und Funktionsweise des Nervensystems
neurodegenerativ: schrittweiser Untergang von Nervenzellen

Ölziehen: Olivenöl wird im Mundraum verteilt und durch die Zahnzwischenräume gesogen und gepresst. Das bewirkt glatte Zahnoberflächen und gibt einen frischen, sauberen Geschmack.

Osteoarthritis: Erkrankung der Gelenke, bei der es außerdem zum Abbau von Knorpel kommt

Osteopenie: Knochenschwäche

Osteoporose: Knochenschwund

Overnight Oats: Frühstück aus Haferflocken, die mit kalter Milch oder Wasser verrührt werden und über Nacht im Kühlschrank quellen; meist gibt man frische Früchte, Nüsse, Samen und Gewürze hinzu

Paradigma: wissenschaftlicher oder philosophischer Erkenntnisprozess – grundsätzliche Denkweise

Parkinson: chronisch fortschreitende Erkrankung des Nervensystems, die unter anderem zu steifen Muskeln, verlangsamten Bewegungen und unkontrollierbarem Zittern führt

Polyneuropathie: Erkrankung des peripheren Nervensystems, das bedeutet, die Nerven außerhalb des Gehirns und des Rückenmarks sind betroffen

Protein: Eiweiße; sind aus vielen Bausteinen aufgebaut, die als Aminosäuren bekannt sind

Rapamycin: Algensubstanz, die auf der Osterinsel (Rapa Nui) entdeckt wurde

Reactive Oxygen Species (ROS): freie Sauerstoffradikale

Reflux: Sodbrennen; dabei ist der Rückfluss von saurem Magensaft in die Speiseröhre erhöht

„Resting State"-Zustand: Ruhezustand des Gehirns

Resveratrol: Stoff aus der Schale der Weintraube

Rheuma: Überbegriff für Krankheiten des Bewegungs- und Stützapparates, die nicht durch eine akute Verletzung oder einen Tumor verursacht werden; sind häufig mit Schmerzen und Bewegungseinschränkungen verbunden

rheumatoide Arthritis: die häufigste entzündliche Gelenkserkrankung

Runners High: Glücksgefühl, welches nach einer gewissen Zeit der körperlichen Anstrengung (z. B. beim Joggen oder im Radsport) im menschlichen Organismus ausgelöst wird

Saftfasten: Art des Fastens, bei der man mehrmals täglich ein Glas frisch gepressten Obst- oder Gemüsesaft trinkt

Sauerstoffradikale: Sauerstoff enthaltende Moleküle; werden mit vielen Erkrankungen und Alterungsprozessen des Körpers in Verbindung gebracht

Selbstfürsorge: die Beschäftigung mit sich und seinem Wohlergehen

Stammzellen: Körperzellen mit der Fähigkeit, sich zu den unterschiedlichsten Zelltypen zu entwickeln

stille Entzündung (Silent Inflammation): niedriggradiger, chronischer Entzündungsprozess

Stressachse: Gehirn, Hypophyse, Nebennieren

TCM: Traditionelle Chinesische Medizin

Telomer: Endstück unserer Chromosomen, spielt beim Alterungsprozess des Menschen und bei seiner Gesundheit eine bedeutende Rolle

Telomerase: Enzym, das die vorzeitige Verkürzung der Telomere verhindert

Transfette: ungesättigte Fettsäuren; entstehen sowohl durch natürliche wie auch durch lebensmitteltechnologische Prozesse; eine hohe Zufuhr wirkt sich nachteilig auf die Gesundheit aus

Triglycerid: gehört zur Gruppe der Nahrungsfette; eine erhöhte Konzentration kann das Risiko für gefährliche Gefäßerkrankungen erhöhen

Vagus und Sympathikus: Nervensystem für Anspannung und Entspannung

Visfatin: Adipokin aus dem viszeralen Fett (Bauchfett); steht im Verdacht, für Morbus Forestier (schmerzhafte Versteifung der Wirbelsäule) verantwortlich zu sein

viszerales Fett: Bauchfett in und um die Organe der Körpermitte

White Adipose Tissue (WAT): weißes Fett

Zytokine: körpereigene Substanzen, die von Zellen des Immunsystems produziert werden und eine Rolle bei der Steuerung der körpereigenen Abwehr spielen; übermitteln Informationen von einer Zelle an eine andere Zelle des Immunsystems oder von einem Organsystem zum anderen

Stichwortverzeichnis

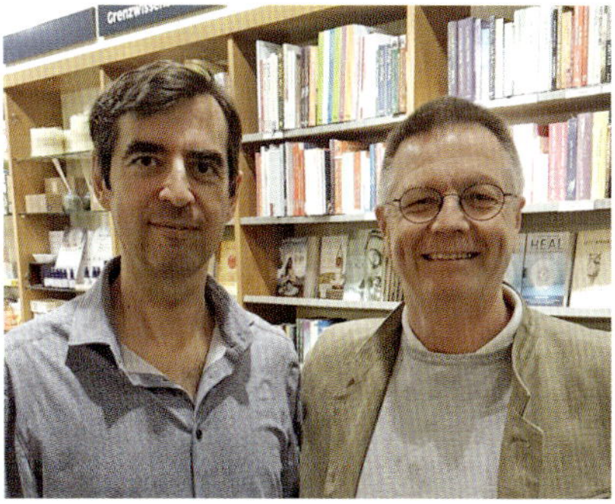

Über die Autoren

Dr. Martin Pinsger (rechts im Bild) leitet seit 2012 ein Schmerzkompetenzzentrum in Bad Vöslau, Niederösterreich. Nach der orthopädischen Facharztausbildung spezialisierte er sich auf die Behandlung von Schmerzpatient:innen. Er therapiert interdisziplinär und ganzheitlich. In diesem Rahmen veranstaltet er dreimal im Jahr geführte Fastengruppen.

www.schmerzkompetenzzentrum.at

Dr. Thomas Hartl (links im Bild) ist Medizinjournalist, Autorencoach, Schriftsteller und Autor vieler erfolgreicher Bücher. Gemeinsam mit Martin Pinsger verfasste er bereits zwei Bücher zum Thema ganzheitliche Schmerztherapie.

https://thomas-hartl.at/

Bildquellen

S. 3, 8–9, 14–15, 30–31, 62–63, 86–87, 120–121: © trendobjects, Adobe Stock;
S. 6–7: © Alex Stemmers, Adobe Stock;
S. 12: © Smileus, Adobe Stock;
S. 19, 37, 45, 70: © designua, Adobe Stock;
S. 26: © Monkey Business, Adobe Stock;
S. 29: © Nishihama, Adobe Stock;
S. 35: © Tartila, Adobe Stock;
S. 41: © krivicm, iStock;
S. 42, 55, 60, 82, 90, 92, 134, 136, 140, 162, 171: © Nadine Studeny;
S. 50: © sportpoint, Adobe Stock;
S. 66, 85: © Olha Pohrebniak, iStock;
S. 73: © gritsalak, Adobe Stock;
S. 74: © milanmarkovic78, Adobe Stock;
S. 84: © Volodymyr Ishchuk, Adobe Stock;
S. 98: © Seventyfour, Adobe Stock;
S. 104: © Rawpixel.com, Adobe Stock;
S. 107: © Sandor Jackal, Adobe Stock;
S. 110: © monticellllo, Adobe Stock;
S. 114–115: © Dionisvera, Adobe Stock;
S. 116: © Stift Schlägl;
S. 119: © Microgen, Adobe Stock;
S. 125: © vulkanismus, Adobe Stock;
S. 147: © stevanzz, Adobe Stock;
S. 159: © milena careri/EyeEm, Adobe Stock;
S. 166: © peterschreiber.media, Adobe Stock